瑜伽文库
YOGA LIBRARY

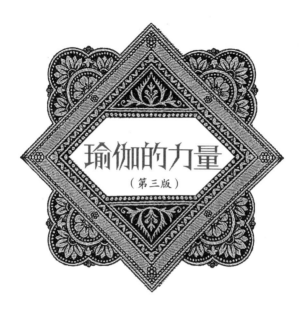

瑜伽的力量

（第三版）

王志成 / 著

四川人民出版社

图书在版编目（CIP）数据

瑜伽的力量/王志成著.—3 版.—成都：四川人民
出版社，2016.10
（瑜伽文库）
ISBN 978-7-220-09922-9

Ⅰ.①瑜…　Ⅱ.①王…　Ⅲ.①瑜伽-基本知识
Ⅳ.①R793.51

中国版本图书馆 CIP 数据核字（2016）第 216790 号

YUJIA DE LILIANG

瑜伽的力量

王志成　著

责任编辑	何朝霞
特约编辑	汪　澜
封面设计	肖　洁
内文设计	戴雨虹
责任校对	何秀兰
责任印制	王　俊

出版发行	四川人民出版社（成都槐树街 2 号）
网　址	http://www.scpph.com
E-mail	scrmcbs@sina.com
新浪微博	@四川人民出版社
微信公众号	四川人民出版社
发行部业务电话	（028）86259624　86259453
防盗版举报电话	（028）86259624
照　排	四川胜翔数码印务设计有限公司
印　刷	成都东江印务有限公司
成品尺寸	130mm×185mm
印　张	7.5
字　数	95 千
版　次	2016 年 10 月第 3 版
印　次	2016 年 10 月第 3 次印刷
书　号	ISBN 978-7-220-09922-9
定　价	36.00 元

"瑜伽文库"总序

古人云：关乎人文，化成天下。人之为人，其要旨皆在"文—化"也。

中华文明源远流长，含摄深广，在悠悠之历史长河，不断摄入其他文明的诸多资源，并将其融会贯通，从而返本开新、发闳扬光，所有异质元素，俱成为中华文明不可分割的组成部分。古有印度佛教文明的传入，并实现了中国化，成为华夏文明肢体的一个有机部分。近代以降，西学东渐，一俟传入，也同样融筑为我们文明的固有部分，唯其过程尚在持续之中。尤其是上世纪初，马克思主义传入中国，并迅速实现中国化，推进了中国社会的巨大变革……

任何一种文化的传入，最基础的工作就是该文化的经典文本之传入。因为不同文化往往是基于不同的语言，故文本传入就意味着文本的翻译。没有文本之翻译，文化的传入就难以为继，无法真正兑现为精神之力。佛教在中国的扎根，需要很多因缘，而前后持续近千年的佛经翻译具有特别重要的意义。没有佛经的翻译，佛教在中国的传播就几乎不可想象。

随着中国经济、文化之发展，随着中国全面参与到人类共同体之中，中国越来越需要了解更多的其他文化，需要一种与时俱进的文化心量与文化态度，这种态度必含有一种开放的历史态度、现实态度和面向未来的态度。

人们曾注意到，在公元前8—前2世纪，在地球不同区域都出现过人类智慧大爆发，这一时期通常被称为"轴心时代"。这一时期所形成的文明影响了之后人类社会2000余年，并继续影响着我们生活的方方面面。随着人文主义、新技术的发展，随着全球化的推进，人们开始意识到我们正进入"第二轴心时代"（the Second Axial Age）。但对于我们是否已经完全进入一个新的时代，学者们持有不同的意见。英国著名思想家凯伦·阿姆斯特朗（Karen Armstrong）认为，我们正进入第二轴心时代，但我们还没有形成第二轴心时代的价值观，我们还需要依赖第一轴心时代之精神遗产。全球化给我们带来诸多便利，但也带来很多矛盾和张力，甚至冲突。这些冲突一时难以化解，故此，我们还需要继续消化轴心时代的精神财富。在这一意义上，我们需要在新的处境下重新审视轴心文明丰富的精神遗产。此一行动，必是富有意义的，也是刻不容缓的。

在这一崭新的背景之下，我们从一个中国人的角度理解到：第一，中国古典时期的轴心文明，是地球上曾经出现的全球范围的轴心文明的一个有机组成部分；第二，历史上的轴心文明相对独立，缺乏彼此的互动与交融；第三，在全球化视域下不同文明之间的彼此互动与融合必会加强和加深；第四，第二轴心时代文明不可能凭空出现，而必具备历史之继承和发展性，并在诸文明的互动和交融中发生质的突破和提升。这种提升之结果，很可能就构成了第二轴心时代文明之重要资源与有机部分。

简言之，由于我们尚处在第二轴心文明的萌发期和创造期，一切都还显得幽暗和不确定。从中国人的角度看，我们可以来一次更大的觉醒，主动地为新文明的发展提供自己的劳作，贡献自己的理解。考虑到我们自身的特点，我们认为，极有必要继续引进和吸收印度正统的瑜伽文化和吠檀多典籍，并努力在引进的基础上，与中国固有的传统文化，甚至与尚在涌动之中的当下文化彼此互勘、参照和接轨，努力让印度的古老文化可以服务于中国当代的新文化建设，并最终可以服务于人类第二轴心时代文明之发展，此所谓"同归而殊途，一致而百虑"。基于这样朴素的认识，我们希望在这些方面做一些翻译、注释和研究工作，出版瑜伽文化和吠檀多典籍就是其中的一部分。这就是我们组织出版这套《瑜伽文库》的初衷。

由于我们经验不足，只能在实践中不断累积行动智慧，以慢慢推进这项工作。所以，我们希望得到社会各界和各方朋友的支持，并期待与各界朋友有不同形式的合作与互动。

"瑜伽文库"编委会

《瑜伽的力量》第3版序言

瑜伽，曾经只认识它是若干体位；

瑜伽，曾经只认可它是一种哲学体系；

瑜伽，曾经只接受它是一种异域文化。

如今，瑜伽成了全球化时代最耀眼的人类文化现象之一。

瑜伽，有力量改善我们的身体，从亚健康走向健康；

瑜伽，有力量调整我们的情绪，让我们从低迷走向喜乐；

瑜伽，有力量提升我们的智性，让我们从迷茫走向清明；

瑜伽，有力量转变我们的意识，让我们超越世俗走向神圣。

　　《瑜伽的力量》是我这颗单纯的"瑜伽之心"
在过去一些年的探索结晶。

　　这次再版只修订了个别文字，愿您喜欢。

　　Namaskar！

王志成
2016 年 8 月 20 日

目 录

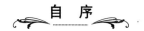

自 序

因缘，还是因缘。

自 2005 年参与翻译瑜伽典籍以来，我心系瑜伽已有多年。

瑜伽于吾辈有何意义？

静观自我，深深觉知：瑜伽不仅可以促进身体健康，也促进心智清明，还推动我们寻找自我真性，达到安心之境。

在过去几年，因各种因缘，在一些地方就瑜伽主题做了若干讲座，得到不少瑜伽朋友的肯定。有学生提议整理，我也觉得值得，故有此小书。

书虽小，但已注入我之体力、智力和精力，更弥散着我对生命的敬畏和爱。

愿它是一盏小灯，点亮你心中的神性之灯；

愿它是一泓泉水，可以解除你心中的干渴；

愿它是一片彩霞，装扮你广阔的性灵天空；

愿它是一种真爱，温暖你在世孤单的旅行。

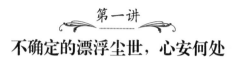

第一讲
不确定的漂浮尘世，心安何处

　　在当下热火朝天的后现代或者全球化时代，一切似乎都欣欣向荣，但一切又都是那么的不确定。我们似乎漂浮着，不知落脚何处、心安何方。

　　当下的社会，消费主义以及功利主义狂热地流行着，我们的消费和功利比任何历史时代都更加盛行。人们害怕政治剧变而遭受损失，害怕私人财富一夜之间就会贬值而一贫如洗，害怕食品药品环境污染而害上不可治愈的疾病。于是，人们四处投资力图挣得更多的财富，人们移民海外努力寻找所谓的安全之地。各大传统"复兴"了，各种新兴宗教诞生了。只是人们不知，在全球化的时代，哪里才是绝对的安全之地。我们似乎不知道，或者害怕知道这种不确定的境况。我们敏感于那些追问自我的深奥哲学问题，我们敏感于巨大的开放性，我们敏感于那些带来范式骤变的宏大但却关乎个人命运的问题。我们寻找一种安全而免受伤害的生活。

越来越多的人，尤其是接受过高等教育的人，开始努力于精修、禅修、瑜伽、内观等等"时尚"活动。这些遍布全球的运动之兴起，除了现代人对于身体健康、体形健美等诉求之外，更多的原因应该是，在这个漂浮的尘世中、在以消费和功利为主要生存状态下人们对自己的本性或灵性的诉求。在看似全球化的瑜伽、静心、禅修等运动表象下，实际却是人的某种"回归"。这是我们这个时代的基本特征，是人们广泛参与灵性时代的实践，也是人自身对宇宙伦理和地球危机的某种自觉回应。

确实，在这一不确定的漂浮尘世中如何安置自己是个大问题。不过，当我们提出这样的问题时，我们就已经向前进了一步，因为这一意识的种子已经在生命中成长。

1966 年我出生在浙江兰溪。年少时，似乎并不像现代人一样十几岁就有很强的自我意识。一直到上大学，我的自我反省意识很少。当时入学于杭州大学（现浙江大学），我是坐火车从兰溪出发到杭州的。这是我第一次坐火车。因为之前从来没有坐过，到了学校好几天头都晕乎乎的，一直感觉床在摇晃。早上起来也不知道人在哪里。我迷失在了城市中。后来，我去北京讲学。有人问我感觉如何。我说北京城很大，我就像蚂蚁爬到了一个巨大的轮盘里面，没有了东南西北。有时候人在宇宙中确实没有方向，不知道可以到哪里去。事实上，方向完全是你自己规定的或者说是被你规定的。你说你要干什么，你会成为什么。这就是意志，英文里叫 will，是你的意志决定着你的方向。所以，你本来没有方向，是你自己的意志创造了方向性的东西。在大部分的时间里，人都是在一个自己自以为然的创造性中度过的，甚至浪费掉了这些光阴。

人在世上生活，很多事情是偶然的，你不知道为什么。佛教里讲"因缘"这个词，用现代的语言说就是偶然，即因缘巧合，刚好就发生了。

偶然是个大问题。因为偶然，我们不知落脚何处、心安何方。今天我到这里来和你们交流也是因一个非常偶然的意念。你们的禅师偶然有这样一个念头，然后他就发出这样一个邀请。因为他的邀请，我就看到了另外一个新世界。这是很偶然的。这里没有太多的必然性。因为是偶然的，此行就不会再重复了。人在这个世上，没有东西是可以重复的。这一切发生了就发生了，不可能重复。《百年孤独》中有一段话，无论走到哪里，都应该记住，过去都是假的，回忆是一条没有尽头的路，一切以往的春天都不复存在，就连那最坚韧而又狂乱的爱情归根结底也不过是一种转瞬即逝的现实。这是不是很悲凉呢？

我上了研究生以后，还是不知道为什么读书。读书仍然只是我的一个习惯。读完研究生以后，因为没有工作，就继续读博士。读博士是要做研究的，我就跟着做研究，也写一些文章。有人告诉我，作为一个学者，你应该专注在某个方向研究点东西。那是 1993 年，我们那个领域在大学里也没什么资料。真是偶然啊，有位意大利的学者来中国做访问，送给了我们研究机构几本书，碰巧我在资料室就碰到了这几本书。其中有几本是基督教的宣教书，于我没什么用，但有一本不是，它是本学术书。我看到这本书的作者写了很多书，书中涉及印度教、佛教、基督教、伊斯兰教，也写到了中国的道教。我觉得这书好，作者的研究领域很宽。所以当时我就决定我要研究这个人的学术思想。1995年我贸然给这位作者写信，寄往美国，因为他在美国当老师。但有人告诉我，他已经退休回英国伯明翰了，那人是好人，他把信转寄到了英国。这位作者收到信后，立即就给我寄来了他的书。我写信给他说，我要研究你十五年。果然，我就研究了他十五年。由于这个原因，我还去英国见了他好几次，在他身边待了将近一年。他就是著名的希克教授。看到他的那本书是非常偶然的，碰到那位好心的美国教授（他就是著名的过程思想家格里芬教授）也是偶然的，而当时中国还没有人研究如何处理宗教间关系这样的学术问题，我就决定研究他。于是，在这一连串的偶然下，我写了三本关于他的学术思想的书，翻译了他的八本著作，吃他的饭一吃就是这么多年。

从人本身来说，我们来到这个世界也是偶然的。有谁能说你来到这个世界是确定的？生是不确定的，我们离开这个世界也是不确定的。佛经上有"高山垂线穿针"的比喻，从山上垂一条线下来，山下放一根绣花针，线一掉下来刚好就穿进了针孔。你说这是偶然还是必然？我的研究是偶然的，我来到嘉兴是偶然的，我写了一本书也是不确定的。我们在这个世上生生死死，很多事情不能预测，无法预料，更不确定。不久前的动车事故（"7·23"动车追尾事故），许多生命几分钟之内就突然没有了。谁会想得到呢？这些人，有梦、有盼望、有理想、有事业、有家庭。但是，就在那短短的几分钟之内，他们的生命忽然就终结了，他们忽然停止了在这世上的一切活动与思想。偶然地，他们来到这世界；偶然地，他们又离开了。释迦牟尼佛说，人有一个身体非常难得，因为非常偶然。从人本身而言，我们来到世界是偶然的，没有人能说我来到这个世界是确定的。

有了身体，生命的证悟与修持才有可能。在平常的生活中死亡会随时发生，最近有个老板就累死了。在古代更是如此，那时候人能够活下来就很不容易，能够顺利长大甚至能够终老，更是非常难得。所以，我们的生死是不确定的，生与死随时都可能贯通。

我们来到这个世界，作为一个生命在世间也是不确定的。如果调查一下就会发现，许多有修行大成就的人在世间的命也不长。商羯罗大师 32 岁就去世了；基督教创始人耶稣则活了 33 岁；罗摩克里希那 50 岁；辨喜 39 岁；到中国传教的利玛窦 52 岁。西藏的众多喇嘛，他们整天都在修行，但多数也是短命的。有人说，道家是修养生的，张三丰就活得很久，但是道家长命的也为数很少，除非是在神话传说中。这些都说明，命是不能把握的，即使

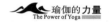
瑜伽的力量
The Power of Yoga

是修行的人也不能确定自己活多久。这个不确定是由谁来确定的？

对于我们普通人来说，我们的不确定不是那个冥冥中的不确定，而是生活本身的不确定性。我们的环境不确定，吃的东西、呼吸的空气可能都有问题。我们出门旅行也充满了不确定，飞机失事、车祸等各种事故常有耳闻。前一阵复旦大学登山队登山时出了伤亡事故。不久前，国外一群大学生外出旅行，在过河时有五个人在五秒钟内就被爆发的洪水卷走。每年死于车祸的人数更是惊人。有人坐飞机时说念咒吧，可是念咒并不能保证不出事。我知道有个宗教界的领袖人物就是因车祸而死的。

人活着时，越深入生活，不确定就越增多。主动的不确定增了了，被动的不确定也增多了。因为我们的活动越来越有依赖性。你出远门很少可能步行，你要坐车乘船。这种依赖性，按照佛教的说法就是"缘起"，就意味着各种各样的不确定在增大。

不仅我们的生死、生活不确定，我们在这个世界上的名利、是非、情感等等也是不确定的。有人做事很成功，但很多人不成功；有人很年轻就很成功了，而有人努力一辈子也不成功。有人做事做得正红时，像有些贪官贪得正起劲，突然就出事情了。当你的心与名利和不确定性纠结在一起时，你的心是不平静的。有些练习瑜伽的人，来的时候蛮平静，练习的时候也非常平静，可是练完回家后，心意却仍像猴子一样不停窜动。

是与非也是不确定的。你以为这是对的，其实，对与不对都是相对的，没有东西是确定的。这世间没有东西是固定不变的，它是缘起的，是由不同的条件构成的。这不同的条件构成，就形成了所谓不同的是非观。你有你的成长环境、人际关系、教育背景、个人志趣，甚至基因遗传，它们影响了你的价值观、人生观，也自然形成了与他人的差异。当下社会，很多时候并不是你对或者我对，而是我们共同达成一种共性的东西。这种共性的达成一种是通过协调、协商等方式来建立的契约关系。一旦达成契约，就要遵守其种种的规则。还有一种就是我们与朋友、同学、同事之间以共同的爱好、志趣等建立的感情关系。感情关系不同于契约关系，很多时候是你让我、我让你，我愿意为你做一些事情，以这样的方式相处。如果因为性格等原因发生了冲突，分开就不可避免了。一定要在一起就会发生问题。当今社会没有固定的是非标准。你不要把经过自己经验印证的东西认为一定是对的而强加给别人，这不可能，也不现实。这世间没有固定的标准，即使你认为别人不对，也最好不要去干涉。如果把你的标准、经验、价值观强加给别人或要别人接受，就会造成伤害或遇到阻力，你自己也会失望。尊重别人、尊重他者，就意味着你可以获得他人的尊重。在情感方面，我们说男女之间的海誓山盟，那个誓言百分之百是假的，而那个发誓的人在很多情况下是出于真心。可真心的发誓为什么会变呢？因人们所发的誓言是基于当时种种约束条件的，随着时间的推移，发誓时的约束条件改变了，发过的誓言的真实性就消失了。就这么简单。人在恋爱时说的大部分话在当时是确定的。时间过了，你就不要再把这些话当作确定的。否则，你一定会伤心。有人说，为什么感情这么不确定、不牢靠？我怎么办呢？大部分的婚姻是通过契约方式、法律方式确定的一种关系，这种关系最终会由爱的关系转变成为一种义务和责任，转变成一种亲情，并不再是爱情。情感是不确定的，没有永远的爱情。可是我们始终以为那是爱情。这就是佛家所说的一种"情执"。明白了这一点，你的痛苦就会少很多。

我们传统的生活早就发生了巨大变化。人类的居住环境趋向恶化，人类竞争异常激烈，生存压力越来越大，世界充满了变数。我们越来越感觉到自己正处在一个不确定的、充满了各种风险的社会中，越来越多的不确定以及由此而来的风险，正日益从生活的各个层面中显现出来。

不确定或者偶然性使得我们感受到时间具有一种紧迫性，让我们感觉到时间是有限的、短暂的、不可逆转的。你会发现，今天度过了就是明天，它永远不再回来了。禅宗强调"当下"，唯有当下是可能的。你是偶然的，你的生死、来去，以及你的经历，都是偶然的。最近，一个身患白血病、非常有名的模特去世了，她才 22 岁。用佛家的说法，她的生命还没有缘分听到佛法的声音就结束了，用基督教的说法是她还没有听到福音生命就结束了，用印度教的说法是她还没有听到永恒的达摩生命就结束了。可惜得很。人有一个身体很难得，可是有了身体没有听到永恒之法也很可惜。"人身难得，佛法难闻"，从前要听到佛法是很困难的，以前的时间、空间概念与现在颇不一样。从前的空间是隔开的、被限制的，而现在是全球化时代、互联网时代，你想要的信息很容易得到。可是，尽管你可以很容易就得到信息，但你却可能对它们不加珍惜。我们不能对有了身体这一确定性有很确定的把握，所以我们只能说珍惜，珍惜当前，珍惜现在，珍惜我们已经拥有的。每一个人都会在这世间因为因缘而发生一些事件、看到一些现象、感受一些过程、获得一些经历，你可以把这些事件、现象、过程、经历变成有意义的东西。不是说事情本身就有意义，而是说你可以把它变得有意义。我们可以把这个夏令营变得有意义，当然也可以变得没有意义。在很大程度上，这是你的心念在起作用，也可以说这依赖于你的心念。心念正，意义就会向你敞开，心念不正，意义就不会显现。所以说发心要正，心量要大。

我毕业以后就留在大学里工作，开始上课了。当时精力充沛、身体健康，空着手去，一口气讲两节课没有问题，并且声音也十分洪亮。后来因牙病拔了牙伤了点元气，健康就差了一些。有人建议我坐禅或练瑜伽。结果我选了智慧瑜伽，它不是体位，不是哈达，其实是哲学。练瑜伽也是研习哲学。生命有不同的道路，这些不同的道路不是对峙的，而是有所侧重的。我在大学，除了去美国、英国、香港待了一段时间外，基本都是在上课，是在教室、办公室和食堂度过的，我没有什么爱好。实在要说有的话，那就是思考——"思考"可以被视为爱好吗？

我们思考的这个世间，事实上是由你的心创造出来的。由于无明、无知，这个心使这个世界变得异常的多元。世界由心幻化而来，不同的心就幻化出不同的世界。对此，一定有人会说，老师，你那不是太唯心了吗？对啊，世界就是唯心。一座塔倒了，有人发心重造它，于是一座新塔就被造起来了。这就是心"化"出来的世界。你们现在看到的这些木头，原来不是木头而是大树。这房子、这寺庙，都是人用心设计创造出来的。那石头是心创造的吗？也是。我告诉你，这石头之所以称为石头，是因为我们给了它"石头"的名字，它才成了石头。如果你不叫它石头，它就不是石头。它本身并不是石头，或者说与石头没有关系，"石头"是你给予它的。所以心化万物。《心经》里讲的"色"，是指这个现象世界。如果你把这个现象世界的"相"拿掉了，你能告诉我这个世界是什么样子的吗？你们可以想一想。我们每个人都有名字，叫你的名字你会应声答应，因为你认同这个名字。认同了这名字，个体性或者人格才会出现，你才会说"是我"。你死了以后你的名字大概就没有多少人知道了。所以，我们在这个现象世界的存在，依赖于我们的名字和我们的形式。有人说，人活着就是为了一个"名"字。"名"之外还有一口气。可是，有的人这一口气是一股怨气，活得很不爽。金庸小说里有很多了不起的英雄活着就是为了这一口气。佛教里说，你要把这口气放下。可是，如果你把气放完了你就死了。所以，最重要的不是这口气，而是对这口气本身的理解或态度。这里，需要提醒诸位的是，我们是否可以重新思考或深入思考"唯物论"和"唯心论"这个二分法的观点？一直以来，唯物和唯心斗争得厉害，但谁也不能说服谁。我们是否可以超越这二分法呢？

人在世界上，被不同的名和色覆盖、叠置。比如，我是浙江大学的，教授，男性，研究哲学，研究基督教、佛教、印度教，某中心负责人……这些东西全都是一个一个加上去的。加多了就会累。当你脑袋上顶了一堆大帽子的时候，你会发现你走不动了。禅修中讲"抖一抖"，就是要把身上的名色叠置抖掉。现在很多CEO喜欢跑到庙里做短暂的修持。也有许多年轻白领跑到国内甚至国外的禅修

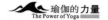
中心做短期的修持。他们当中很多人是因为经历了曲折或困惑，他们需要有一种寄托和归属，需要一种暂时摆脱心灵枷锁的生活方式。不过，有个现象蛮有意思，有些人在禅修中心修得很好，可是一跑出来回到这个浮躁的尘世中，他们的心又不能静了。还有些人出来禅修，过一种寺庙的生活，而且吃得很素，手机关掉，不带电脑，与外界断绝一切来往。其实，往深里说，这也是一种叠置。另有一些人则为了随时处理问题，24 小时不关机，但一听铃声就害怕，成了一种压力。有个我很熟悉的人，她就很怕手机，一是怕辐射，二是怕要处理没完没了、无处不在的事情。所以有时候她就故意把手机落在家里，这样求得轻松。我要说，她身上叠置的东西太多了。禅修是一种自我主动的释放，或者说，减压，把叠置的东西取消一部分，是一种抖落。虽说这是一种形式化的做法，但禅修之后，可能你的智性、心意发生了转化，你的生命也就发生了某种转变。佛家讲"转识成智"，把知识转为智慧。转成了，你的生命就发生了突变，这就是觉悟，有的宗教比较强调信仰而非智慧的开发。佛教以及智慧瑜伽非常强调通过心智的自我理解、自我分析、自我锻炼，打开心智，结束无明或无知，让生命显现出来，展现出圆满。这个过程就是智慧的光驱散无明的云。太阳始终在照耀，阴天不等于没有太阳，只是云暂时把太阳的光遮蔽了。每一个人都有春夏秋冬，情绪都会有变化。这变化的情绪就像变化的天气。心意就像西湖的天，一会儿风，一会儿雨，一会儿太阳普照。修行就是让你的心平静下来，清凉下来。清凉是心的一种境界，这种境界是可以训练的。训练好了，看问题就比较客观，尽可能按事情本来的样子来看待它，老子说"以家观家，以国观国，以天下观天下"，就是用事物原来的样子来观照事物。可是你会发现，在今天这个世界，用事物原来的样子来看待事物的情境，是少之又少了。比如，火车出事以后有很多解释，有些就是扭曲的解释。为什么会扭曲？因为有利益集团。再比如谈恋爱，恋人间相互发生摩擦和张力，解释的时候恋人们往往会站在自己的一边看问题从而发生偏差。很可能只是一个很简单的问题，但是恋人们就是达不成一致。原因就在于各自的出发点不同。

如何摆脱扭曲、叠置？第一，还原；第二，用更高的力量来反省；第三，你自己回归，回到出发点重新观照。所以"观自在菩萨照见五蕴皆空"。如果没有照见五蕴皆空，就不可能达到菩萨的境界。这是一个很奇怪的逻辑关系，因为能够进入入定状态、能够按事物的本来面目来看待事物的时候，就能照见五蕴皆空。普通人一定是有一个实在的东西放在眼前而他就是看不穿。我们需要智慧的能力让生命提升，修禅或者禅修就是让我们有这样的意识能力。当然，不是说一次禅修就能成功，可能需有一个因缘，你要不断努力地去修。慧能是顿悟法，神秀是渐悟法。那顿悟法是否适合各位呢？终极来说，每一个人都是可以顿悟的。但是，现实来看，修禅宗的顿悟其实很难。有人说，直指人心或者生命的本来面目，问题立即就解决了。可是，你去修修看，你读读《坛经》，读读《金刚经》，是不是能悟呢？不是的。有人读了一辈子《金刚经》也没有悟。可是慧能只是听了一点就豁然贯通了。对于我们普通人来说，神秀的渐修渐悟可能更为适合，你会觉得自己每日都有所进步。所以，渐悟的方法对我们具体的人来说非常有效，但就事情本身来说，它不是很究竟。顿悟很究竟，但不是很实用。对一般人来说，立马见效不太可能。我们需要顿悟的理念，明白它的道理；同时，我们也不能放弃具体的修持方法。

这个世界是人的世界，而这个人的世界，是我们把形式、内容（名色）加给它的。《圣经》上说，上帝给了亚当和夏娃一个权限，让他们去给动物、植物命名。你会发现，如果没有命名，它们就和你没有关系。一旦你认识了这是树，这是桃树，你才能与这棵桃树发生关系。如果你从来不认识这棵树，它就跟你没有任何关系，你不知道它是什么、能做什么，你没有办法言说。所以，你的命名非常重要。比如，你们没有命名，在我的感觉里面，你们就是一个人，就是在我前面的一个生命。你们的禅师在上面说法，下面有许多信众在聆听，你们想象一下，禅师与这些信众是什么关系。因为没有办法命名，其实就是上面一个生命，下面一个生命，两个生命在交流。在没有办法命名时，你只能是一个混沌的生命体。我在英国碰到过一个英国人，他说，你知道英帝国主义的霸权是怎么形成的吗？是通过命名达成的。通过命名就能达成霸权主义？他说，世上的很多植物都是由英国人命名的。英国在殖民印度时期，大量的植物、动物他们不认识，虽然在印度已经有名字了，但英国人说我不知道，不算，全部重新起了一系列拉丁化的名字，还拿到英国议会去讨论，讨论好了又拿回来告诉印度人。他说，通过命名，我们统治了世界。所以，你们说，他们牛不牛？命名就意味着你具有某种权力去控制那个东西。进一步，命名就是创造。你会发现，在后现代背景下，只要有语言就会有创造。语言具有一种力量。你会发现，你的孩子不愿意吃某些东西是因为他的味觉被媒体操控着，什么东西好吃什么东西不好吃，广告媒体说了算。所以，掌握了语言就掌握了很多东西。佛经中曾经有很多词，如Nirvāna（涅槃）这个词有很多译法，但最权威、最普遍译法是译为"涅槃"。这个词中文里面原来没有，现在有了。对修佛的人来说，这个词就像指明灯，"要达到涅槃的境界"，这盏灯引导着你朝那里走去。有人说，禅宗"直指人心，不立文字"，可是禅宗的文献有多少你知道吗？有很多啊。你要不断地读《坛经》，不断地读不断地修行，才可能进入那个境界。你跟了一个禅师修行，这个禅师会不断地跟你讲他悟到的禅话或公案。但如果你跟了一个神父，你会发现你进入了另外一个世界。释迦牟尼佛开创了一个佛教的世界，你喜欢这个世界，你不断调整你的话语方向，朝着佛的话语方向走去，进入这个新的世界，你就会体验到这个世界是一个新世界。不同的世界就意味着不同的经验、体验和感受。就如两个人谈恋爱就是创造世界。一个人是一个世界，另一个人是另外一个世界，你们恋爱了，两个世界相遇了，成就了一个新世界。人就像个半球。两个半球滚成一个球的时候，可能就结婚了。若是合适的碰在一起就很好啊。可是，不合适的、不该碰上的，碰啊碰的就可能碰坏了、碰到别的球上去了。所以，恋爱是艰难的，因为你们是两个世界的碰撞。佛教的修禅，事实上就是以佛家的世界作为一个共同的世界，修行人不断进行调整进入甚至融入这个世界。有人说，人人都有向善的心，有没有可能让世界融合成一个？在这个充满了差异和我慢的世界，要让这个世界变成一个融合体而达到完全融合，几乎是不可能的事情。不要期待一个圆满的世界甚至终极的世界。但你可以创造你的世界。释迦牟尼创造的佛世界，理论上可以容纳一切众生，但不是所有的众生都会走进去。基督教也是如此，基督接纳一切人，但不是所有人都会进入并走上基督的路。一方面，我们可以沿着融合的方向走去，另一方面，这个多元的世界中人的取向、价值，人的意志能力，人的自我（ego，我慢心，在有的场合也会被译成私我），一定会有种种矛盾、张力、冲突、对峙。这是不可避免的，也是现实本身。只要这个我慢心、我执不消退，世界就很难和谐。无始以来的无明，使这个世界充满了张力、冲突。所以我们更要学会游走在不同的世界之间。在很大程度上，用英文讲，我们是 seekers，是探索者，是寻道的人，是追求真理、追求自我的人。

在这样一个不确定的漂浮世界里，我们要生活，我们必须生活，而且我们一定要好好活，活得有意义。这个时候，怎么办？根本的出路就是要在不确定中建立我们自身的确定，在漂浮中找到我们立足的磐石。我们要有根。我们的根要深深地向上扎在宇宙中，让宇宙的节律成为我们的心律。我们的枝叶要满满地向下延伸进这个婆娑的尘世。我们要创造我们自己的经验，开花，并结出果实。

如何才能扎下根基、开枝散叶、开花结果呢？根不会开出花来，但没有根也开不出花来。你可以通过物质的方法，也可以通过精神的方法，还可以通过融合物质和精神的方法，甚至你可以通过超越物质和精神的方法。禅修、奉爱、瑜伽等等，都可以达到我们的目的。达到了目的地，我们就喜悦，

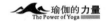
就不再烦恼。

没有烦恼是什么?

没有烦恼的生命有三个特征:第一,存在感。他感知到他是一个存在。身体是这个存在的依托,通过身体与这个宇宙互动交流,整合和相容,并最终成为大写的存在。(人或其他)存在是事实,是经验,无需什么勇气。只有存有贪婪之欲望的存在才需要附属的东西。需要勇气是因为害怕,害怕是因为得到或者得不到(物质的或精神的事物,包括自由)。如果不执著于得失,何来害怕?没有害怕,何须勇气?存在就是存在,非存在不存在!你就是存在。当然,人不仅要感知自我存在,而且要成为自我的存在。明白这一点就意味着你已经卷进了宇宙的创造。你哪里还有烦恼呢?!第二,觉知感。我们生活在名色世界里,我们的意识(Consciousness)会被名相束缚、被名相限制,但名相又不能束缚你、不能限制你。你觉知到这一切。一切都是好的,宇宙是善的。你对生活的是是非非看得清。小孩子打架,因为小孩子对于事情看不清。可你看得清，你不会和自己、和他人打架，因为你具有深深的自我觉知。钵颠阇利的《瑜伽经》曾说："生命状态的转变是由于自性的流入。"当你觉知到你的存在自性时，你的生命状态就会转变。第三，喜悦感。你与这世界彼此关联，你参与了宇宙自身的节律。宇宙自身，或存在本身，或实在本身，或道本身，就是喜悦，就是爱。世间的一切全都源于实在本身的喜悦和爱。作为觉醒的人，你处理着你自身存在的经验，你喜悦着，你爱着。无论是过去了的，还是现在当下的，抑或是未来的，你都喜悦，你都爱。在你里面，你是满满的光，照亮自己也照亮世界。在这个漂浮的尘世上，我们有了存在感、知觉感和喜悦感，我们就知道我们安或是不安，安在了何处。

世界是不确定的，尘世是漂浮的，确定的是"你是"。世界的不确定是确定的。确定的世界不确定是虚幻的、非逻辑的。唯一确定的是——你是存在、智慧和喜乐。

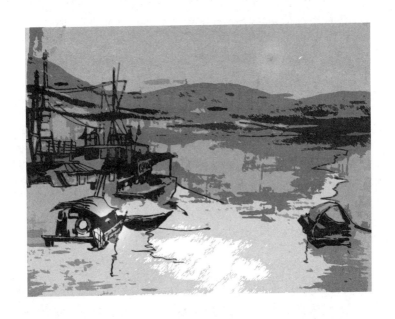

我们在不确定的世界中飘荡，

在不确定的生活中纠结、不安、悲伤，

生命的喜悦在哪里？

在当下、在当下、在当下。

——《动之静》（图文 杨静静）

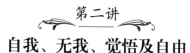

第二讲
自我、无我、觉悟及自由

"自我"以及"无我"这两个词是大家非常熟悉的词。这两个词似乎很简单，似乎意思很清楚，但其实非常的复杂和高深。经典说，获知了"自我"或"无我"，你就当下获得了觉悟，从此就会过上喜乐的生活。

我们的先祖早就在不断地追问"我是谁"。有人说，这样的问题还需要问吗？自我很简单，我就是我啊，我的身体、我的心灵思想构成了我。回答得非常坚定。也会有一大类这样的回答，即我们中国人非常熟悉的来自佛教的"无我"说，也就是说没有一个常在永恒的"我"。当然，还有一些其他

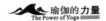
的说法。

不同人在不同的意义上、不同的层面上，使用、谈论"自我"这一词。今天，我想站在吠檀多的视角上来谈论自我。

自我，有人说可以用"ego"来表达，也有人说可以用"self"来表达，还有人说，可以用大写的"Self"来表达。究竟如何表达自我，取决于人们对自我进行的规范或者规定。"我"一词，梵文为atman（阿特曼），在印度文明最古老的《梨俱吠陀》中，这个阿特曼、这个我的意思是"呼吸"，呼吸就是我。但是，到了奥义书时代，这个阿特曼逐渐变成了"梵"，即至上自我或绝对自我。众多的《奥义书》认为，万物都有生命，各种各样的生命都是至上自我的显现，即梵的显现。这是"梵我合一"或"梵我同一"的前提。从吠檀多传统的经典来看，自我首先指的是最终的那个大的自我、大我，即至上自我、梵，或者天、道、上帝之上的上帝等等。这个至上的最终的自我不可言说，因为他既不是客体，也不是主体。但在话语中被称为绝对主体。这个自我是被称为自我的一切的自我，是"一"，是不动、不变、不异的"一"。但要注意的是，这"一"不是西方哲学讲的本质意义上、实在论意义上的"一"。这自我显现为多元的自我，也就是"异自我"。

从这个终极层面的自我向下，我们可以说梵就是自我，阿特曼就是自我。这个自我，没有轮回，没有时间，没有空间，没有因果。所以，他是永恒的、终究的、不变的、圆满的境地状态，或者说存在状态。

这大写的自我，会显现出小写的自我（self），即小我。简单地讲，这小我就是我们自身。小我可以分为五个层面或五种我。首先是物质性元素构成的身体之我，这个身体就是粗糙的自我（粗身），所以有人说这个我指的是身体或躯体。当然，也有人把这个身体之我向下扩展，把"我的"，比如说，把我的妻子、孩子、朋友、房子、车子、票子等等视为我，事实上这个"我"已经远离了这个身体的我。今天的人们，大多生活在对这个身体我以及身体之外的我之对象的一种执著上。因此，苦难、痛苦、烦恼就不可避免了，执著于这一切一定会陷入痛苦烦恼。第二种我指的是人的生命能量，即生命力。这个能量我们称为能量自我。我们锻炼身体需要具备一种能量——"气"，这个"气"就是自我。庄子说，"通天下者一气耳"，这股气就是能量，也是自我，它本身同物质自我一样，是没有自身意识的。第三种自我，就是我们的心意。我们的心意会有自我，会去认同自我，这个自我是创造世界的自我。第四种就是我们的智性自我。最后还有一种自我，是我们追求快乐的一个潜在动力，称为喜乐自我。以上，我们看到了由物质要素构成的自我，由能量、气构成的自我，由心意、"末那"构成的自我，由智性构成的自我，由喜乐构成的自我。这就是传统吠檀多哲学里讲的"五鞘"。在这五种我中，心意自我是最为活跃的部分，智性自我是认同的一个根源。而我们对于快乐的不懈追求，使得我们沉迷于这个世间难以摆脱出来。

根据吠檀多传统，修行就是要对自身五鞘有个清醒的认识：这些都不是你的真正自我。真正的自我是什么？真正的自我，我们会说，是"吉瓦"（jiva），吉瓦是被这五鞘所束缚的自我，因此，是一个处于喜乐与痛苦二元对峙中的自我，吉瓦是处于不同生命状态中的自我。我们可能是一只动物，也可能是个人。可能是个愚昧的人，可能是个智慧的人，可能是个充满喜乐的人，可能是个悲伤忧虑的人。这些不同都是自我受五鞘所限而显现出来的。当这吉瓦明白，其自身是和阿特曼那个大我同一的时候，他就开始觉醒，就达到了吠檀多哲学里讲的"我不是这个身体"这一意识、这一境界。当他明白了他这个自我、这个吉瓦乃是和梵和大我同一的时候，他就进到一个完全不同的新状态、新境界和新感受中。这个自我、这个自觉的吉瓦即灵魂明白的时候，就是他走向觉悟的时候。而这个自我和其他自我，和其他所有人的自我本质上是同一的。也就是说，所有的吉瓦本质上都是阿特曼，所有的吉瓦本质上都是梵。因此，这宇宙只有一个灵魂，就是那大灵魂；只有一个自我，就是那大自我；只有一种意识，就是那纯意识。所有其他的意识、自我、灵魂都是此自我灵魂在不同层面的摩耶（maya）影响下的显现。当这种显现局限在有限性中的时候，他就认为自己是独立的自我，此时的自我是未觉悟的。当他打破此有限、此障碍时，他就回归到梵，回归到大我，那么他就处在了觉悟的状态中。他生活在这个世界上，生活在光之光中，他处在光里面，处在梵光之中，他就是光。

那么，一定有人会问，这个自我与梵是否还是分离的？这是不确定的问题。他已经摆脱了假我或者五鞘的影响，虽然他长着身体，有自性意识能量，有喜乐的状态，但事实上他和这些都没有关系了。表面上他依然有人的形态，但是他已经解脱，是解脱的灵魂。解脱的灵魂有两类，一类是有身的解脱灵魂，一类是无身的解脱灵魂。比如说觉悟了的佛陀在世的时候，就是属于有身的解脱灵魂，当他圆寂身体消失之后，他就进入无余涅槃的状态，也就是无身的解脱灵魂。有人问，这个解脱者到哪里去了？佛陀会不会回来？我可以明确告诉你佛陀不会回来，或者说你所讲的佛陀回来这概念是个伪概念。自我，这个大写的自我在这个世间、这个宇宙里面，在这无限的时空中永恒地涌动着，生命也随之不断地展示着。所有生命的觉醒、自觉就是与梵的合一，而当他们与梵分离之时，局限性的自我就产生了，那就是吉瓦。这宇宙，这本身是即一即异的。

当你明白了大我和小我，你就可没有烦恼，因为身体就不可能控制你了。《薄伽梵歌》里说，通过瑜伽可以觉知到这样的智慧。智慧瑜伽会令我们彻底明白。他要求我们不执著于我们行动的结果，不执著于我们行动的对象，而应该向智慧寻求庇护。你觉悟了，尽管你依然生活在这个世界上，但你充满喜悦或者说超越善恶二元地生活在这个世界上，你是不增、不减、不来、不去，你不被这世界的一切现象所束缚所限制。当你彻底明白的时候，灵魂存在不存在还是问题吗？《大林间奥义书》中有个有趣的故事，伽尔吉向婆罗门中的最优者耶若伏吉耶发问："世上一切纵横交织在水中，那么，水交织在什么中？""在风中。"耶若伏吉耶回答道。于是，伽尔吉继续从水问到了天空、太阳、月亮、星星、天神、因陀罗等等，当他继续问到"梵界交织在什么中"时，耶若伏吉耶对他说道："伽尔吉，你不要问过了头！不要让你的头落地！"这个故事很有意思，值得好好思考一下其中的寓意。认识自我，摆脱假我，摆脱轮回，摆脱二元对你的限制，永葆真性，处于超然的境界中，此时，所有的知识对于智慧的婆罗门来说，只不过是水乡的一方池塘而已。

吠檀多中对自我的认识，概括一下就是：从物质的、感官的自我，上升到能量的、心意的、智性的、喜乐的自我，再上升到阿特曼、终极之梵或大写的自我，这是一个不断净化、去蔽的过程。事实上当你明白了，知识非知识就没有了区别。当你觉悟了，当你对一切不再执著时，你一定会按照真正自我的节律活出你的自由和自在。

刚才我们谈了吠檀多中的"自我"，即终极本身。但在同出于印度传统的佛教传统（汉传佛教）

中，"自我"这一词甚为罕见。佛教中更为常见的也是我们非常熟悉的一个词，是"无我"。现在，我们就来看看什么是"无我"。

说到"无我"，则必须说"我"。在佛教界，纵观历史，不同的佛教传统、不同的佛教大师、不同的佛教徒对"我"的理解都不尽相同，甚至彼此矛盾和冲突，立场不同，差异很大。佛教作为一个巨大的传统延续至今，这是一个非常特殊的现象。

我们首先回到佛陀时代，看看佛陀本人或早期佛教对于"我"是如何理解的。有意思的是，在印度其他的传统中，如婆罗门传统，对于"我"的论述是直接的，尽管他们常常采用否定法来论述什么不是"我"。而佛教传统则大都直接谈论"无我"。我国研究佛教早期思想的著名学者郭良鋆先生认为，原始佛教主张"无我"，"无我说"是原始佛教的一种"根本教义"。现代佛学家大都也主张佛陀的"无我说"，认为佛陀并不认为存在着形而上学的"我"。郭先生根据巴利文经典指出，佛陀从不讨论《奥义书》哲学中梵的观念。她认为，佛陀对

"我"一词的使用可分为三类：一是作为人称反身代词；二是指个人的实体存在；三是指超越主宰个人的绝对实体存在，或形而上学存在。第一类很简单不用讨论。第二类"我"是人的肉体和精神的实体存在。佛陀否认这样实体的存在，因为对于佛陀来说，一切皆无常，生灭刹那，并不存在任何不变的实体。佛陀认为，人是由色、受、想、行、识这五蕴构成的，而五蕴皆空，哪里还有一个永远不变的我呢？第三类的"我"就是佛陀时代沙门思潮中流行的灵魂这一观念。佛陀反对灵魂永恒与灵魂断灭这样的二分法，甚至并不关心灵魂存在还是不存在这样的问题。非常有名的《箭喻经》告诉了我们这一点。佛陀认为，人生是苦，一切无常，我们首先、首要的是要解决人的生死轮回的问题。那些灵魂存在与否的问题并不重要，并且执著追求那些问题的答案很可能阻碍人的解脱。因此，对此类问题，佛陀沉默。不过，佛陀对于"我"是否可能持有接受的观点呢？

既然人由五蕴和合而成，而五蕴无常，那究竟是谁在轮回呢？如果轮回是无常的五蕴之显现，那么，轮回就没有一个最根本主体——"我"。轮回也就失去了"常"的意义。

在我谈论这个"我"的问题之前，一位佛教朋友曾和我谈起过"谁在轮回"这个问题。佛陀已经解说了没有一个恒常的"我"在轮回，这世间的一切没有一个真正的主体。如果是这样，那么它带来的问题是什么？"没有人承受一个轮回主体在世间的苦"等这类问题变成伪问题了吗？你们可以去思考。佛陀谈佛性，佛性就是法、空性，世界"本是"佛性所展示的现象，即名色。名色没有本质，佛性是根本，这个佛性造就一切，一切都是空性，一切因空性而生，因空性而发。这个空性就是一切的一切的种子，它是根、是源、是头。这个根、源、头似乎幻化为"多"这个现象世界。从现象的角度看，它是"多"，这个"多"就如有了意识，这个"识"乃是五蕴中的一个部分，有自我觉知的能力。如果你能够摆脱五蕴的束缚，处于不执状态，你就会处于一个觉悟的状态。在觉悟的状态下，你是一个真实的佛性、法性、空性的生命状态，这个"我"、这个"你"并不存在，但又存在。不过，这个"我"是什么？这个"我"和其他的"我"是什么关系？这个"我"是独立的吗？从名色上说，它是独立的，但是，从源头上讲，它就是佛性本身、空性本身。因此，它并不是一个独立的"一"或者"多"中的"一"，而是一个分享、分有的展示。

如此看来，这个发展了的空性说，和吠檀多哲学讲的梵就没有什么本质的区别了。吠檀多哲学中的"自我"与佛教里讲的"无我"并不矛盾，我们甚至找不到它们之间本质上的差异。你可以把"梵"替换成"空"。我们在非常有名的《瓦希斯塔瑜伽》中可以读到，梵可以理解为物质（matter），可以理解为能量（energy），可以理解为空（emptiness）。Emptiness，你可以理解为空、空性。我们之于"空性"的词或之于"梵"的词都是障碍。如果你或我们能够摆脱这个名相，乃至于摆脱空性一词、梵一词，那么，佛教里最终要谈的和吠檀多要谈的有什么区别吗？没有。当我们普通人谈灵魂的时候，这是一回事。当我们谈究竟的吠檀多和究竟的佛法的时候，则是另一回事。

诸位可能要问我了："你接受不接受灵魂说呢？"我既不接受又接受，接受和不接受都是在某种意义上谈的。通常情况下谈灵魂是非常有意义的，但从究竟意义上谈灵魂，可以不谈，可以说没有灵魂。因为，只有一个灵魂，这个灵魂就是空性；只有一个灵魂，这个灵魂就是梵；只有一个灵魂，这个灵魂就是终极的上帝；只有一个灵魂，这个灵魂就是道就是天。所以，当你有一个意识上的飞跃时，很多问题自然就消失了。

说完了"自我"和"无我"，我们再说说吠檀多有关灵魂的"自由"这一概念。

从宽泛意义上说，自由是任何人都渴慕的一种身心状态。因为作为生命、作为人，我们在这个世间是受到限制的。这个受限制的生命在印度被称为"吉瓦"（jiva），也就是受困的灵魂。我们在这个世上受到时间、空间、因果等诸多限制。时间的限制使得我们不可能永久地生活在世界上，不可能在完成一件事后再去重复。凭借生存经验，我们可以感到时间的不可逆转性。生命没有重复，就如江水滔滔向前不再回头。空间对我们的限制，使得我们在一定条件下总是局限在一个位置上、一个点上，我们不可能无条件地、不受时间空间限制地展开我们的活动。科技的发展也许改变了我们关于时间和空间的某些观念，然而我们依然受到时空的限制。同样，我们也受到因果的限制。我们的任何行动都包含着内在的因果性，也就是说，万事缘起。缘起，就意味着万物都是相生相应，彼此可能相冲或者相融。万物彼此相关因果相连。任何以为自己能够摆脱各种条件限制而进行的所谓独立运作，都是不符合实际的。因果，意味着你的行动必然带来相应的结果或相应的影响。在这个因果的世界，所有的人都要面对因果这一事实、这一状况。但因果所包含的深意远超出我们常人所理解的事物之相生相克。我们受到限制，受到限制的生命会有重重的面纱。这些面纱多种多样，主要有情感的面纱、欲望的面

纱、道德的面纱、观念的面纱、真理的面纱、爱的
面纱、存在的面纱等等。下面我将依次对之进行
阐述。

情感的面纱　在日常生活当中，我们总是夹杂
着情感来处理问题。有时候情感令我们感到非常
累，甚至非常痛苦。情感是给人带来喜悦、体验快
乐的一种方式，但同时也是带来痛苦，导致轮回的
一种方式。情感是奇妙的。你执著于情感，情感就
会伤害你。

欲望的面纱　人在这世界上有一种本性，这种
本性有人理解为欲望。确切地说，超越了人的正常
需要的那部分才被称为欲望，而自然流露的可能只
能称为生物的本性或正常需求。欲望带给我们去探
索、去追求的动力，而追求的过程可能会给人带来
烦恼和痛苦。欲望的膨胀会使得我们与周遭世界的
关系难以处理。欲望会成为面纱，使人迷失自己、
迷失方向，成为感官的奴隶。

道德的面纱　道德具有历史性，在不同的历史
时期不同的处境不同的人那里，都有不同的含义。

不同的宗教传统就有不同的道德；不同时期甚至同一时期，人们对道德的理解都会不同。如果以一种静态的眼光来看道德，那么这个道德将会给人带来烦恼、带来压抑，是一种对生命的扼杀。我们需要用一种历史的相对的眼光来看待道德，即没有一种所谓的绝对道德。有人举例说，在一个社会中，会有奇怪的道德。比如说，杀人是不好的，但你看金庸小说里有人为爱情杀了许多人，而人们对那些被杀的人往往毫无怜悯。我们凭着某种正义的观念或某个利益集团的名义大开杀戒，发生战争冲突，死伤无数，但人们对于屠杀者反而冠之以英雄的美名。所以，该怎么理解不杀和戒杀呢？这就是道德的面纱。

观念的面纱　按照亚里士多德的说法，我们所有人都是观念的奴隶。我们心中有许多观念。我们言说的背后总是潜藏着许多观念，就是解释学说的"先见"，即先前具有的一些观念。在不同社会不同条件下，我们拥有或持续地接受某一种意识形态的观念，而这些观念会对社会生活的方方面面带来重大的影响。我们坚持什么反对什么，往往只是一种观念的投射。随着时间的推移，我们有一天会突然发现自己所持有的观念事实上是非常虚幻的。观念对人的影响非常大。看不清观念的本质，观念就沦为了一种面纱。

真理的面纱　我们以追求"善"的名义形成了道德的面纱或善的面纱，我们以追求"真"的名义形成了真理的面纱。我们渴望追求一种终极的"真"，并在这个过程中形成了许多所谓客观绝对的真理。这些真理成了我们的指路明灯。然而，我们发现，在我们的日常生活里、在我们的探索里，我们都被某一种真理束缚了，我们成了真理的奴隶而不是真理的主人。我们说为了真理而奋斗，但很可能你只是为了真理的面纱而奋斗。这种面纱不仅仅发生在科学、道德、艺术领域，它无处不在。

爱的面纱　在许多时候我们都以爱的名义去从事某种活动，好像在爱的名义下这活动就具有了内在的合法性和崇高性。然而，这爱是真的爱吗？或者说这爱是不是一种精微形式的自私呢？是不是一种我慢的表达？有一位吠檀多导师讲过这样一个故事：一个大人去拥抱小孩，大人用自己的胡子去磨吻孩子的脸，但孩子拼命挣扎，因为胡子刺脸。小孩需要这爱吗？许多场合，人们以爱的名义实施了暴力，以爱的名义从事一些非法的勾当，以爱的名义开展许许多多根本不是真实的爱的活动。所以，慢慢地我们会发现，其实我们一直生活在各种爱的面纱中。

存在的面纱　人们相信他们的生存需要有一个根，有一个磐石，这个磐石被冠之以各种名称，诸如上帝、空、实在、梵、道、天等等。然而，他们只把这些名称视为一种观念的依托，他们依靠这些确立了生活的意义。然而，他们没有想到的是，当他们遇到生活中非常现实的问题时，这些所谓的存在的根、磐石却毫无作用。它们只能满足人们非常有限的需要。它们仅仅是面纱，遮蔽了人们所面对的人之根本的问题。存在的面纱揭示了我们渴望根基，却因为我们本性中的局限而搁置于非真的生命状态。

如何破除这些面纱？我们需要重新认识自我。

首先要认识到我不是什么。我不是什么呢？第一，不是这个身体。身体可以在世界中显现，但是，这个身体不是我。第二，不是这个心意。第三，不是这个智性。第四，不是这个爱。我们通过认识我们不是什么而去认识我们自己。当你认识到自己不是什么，就意味着有一个分辨，有一个差异。通过这个分辨从而认识到自己不应该是那个住于情感、观念、道德、欲望、真理、爱、存在等任何一种面纱之下的存在物或者生命体。

认识"自己不是什么"是一种伟大的减法。这种减法带来的就是自由。自由，换一种说法就是解脱、解放，就如一只鸟摆脱了笼子的束缚飞上了天空；就如一只蚕茧由蛹变成了蝴蝶，自由地飞翔在天地之间；就如一个人学会了游泳，能够自由地过江、过河；就如一条泥鳅能够自由地活动在沼泽泥里；就如水鸟跳到河里湖中去抓鱼，抖抖身体，身上的水就滚落了。自由，就如《薄伽梵歌》里所讲的荷叶沾水而不湿。自由，意味着观照世界，看清世界，且不执于世界。关于"自由"的一个重要观念，是个体生命的自由，也是生命本身的自由。当我们认识了自由获得了自由，那么我们的内在喜悦——不依附于对象的内在喜悦就会自然发生。我们就会活得明白，我们就会在这非常有限的时间空间里完成我们生命的进化。

因此，一旦我们摆脱了面纱、摆脱了身心局限，就生活在真实中、在光中、在真正的喜悦中，生活在一种真正的智慧和一种无尽的关联中。也许有人会问，既然我们意识到情感、欲望、道德、真理、爱等等都是面纱，那是否就意味着这一切不存在呢？不是这样，而是一旦你意识到了这一切，你就不再是它们的奴隶。你依然散发着对众生的感情，依然生活在欲望、道德、观念、真理、爱、存在之中，但你不再执取于这些，而参与到宇宙的节律中，生活在一种宇宙性的游戏中，生活在一种无穷无尽的自在之中。这一切，发生了就发生了，过去了就过去了，你始终是一个充满无比魅力的观照者。

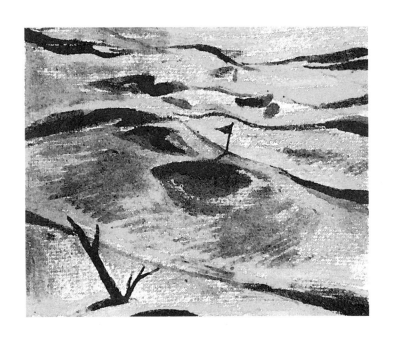

苦行，一种热，

无边的沙漠，

让自我渐渐模糊，

却在极限处见到她。

—— 《见到她》（图文 杨静静）

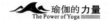
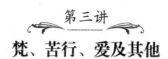

第三讲

梵、苦行、爱及其他

今天首先要和大家说说与理解瑜伽传统乃至理解印度传统有关的几个关键词。理解了这几个基本的概念后，大家对理解瑜伽、理解印度传统相对就比较容易了。

首先是"梵"，brahman。这个词来源于词根brh，意思是"扩展""成长""生长""发展"。在印度上古吠陀时代，梵常常指称吠陀本集中的颂歌或颂诗，所以举行吠陀祭祀、吟诵吠陀颂歌的祭师称为婆罗门，解释吠陀的书叫作梵书。到了奥义书时代，梵这个概念发生了变化。梵，除了指称吠陀的颂歌之外，在《奥义书》中还被看作是"宇宙自我""第一原人""终极存在""大我"等，这些词都是指称终极层面的存在。《大林间奥义书》把"自我"描述为是所有生灵的主人，就如能够向前的车轮辐条安装在车毂中一样，所有的生灵、一切诸神、诸世界、一切自我都安装在这车毂（自我）中。而《歌者奥义》说，"梵"就像埋藏在地下的金矿，人们一次次地从上面走过却不知金矿的存在，正如我们祖先说的"道，百姓日用而不知"。梵、自我是我们内在的真实本性，但我们不知道。另外，我们所说的"自我知识"指的就是关于梵、自我的知识，这知识才是最高的知识。

其次是 kama，英文是 love、desire，即爱、欲望。这个词非常重要。印度传统认为，kama 是存在者活动的首要原则，是创造性的生殖性的力量。正是 kama 的存在，导致了绝对存在者走出了他自身存在的封闭领地而创造出了无限丰富的宇宙和生物。这爱源于存在，在存在中存在，对应着所有的八支瑜伽。因为 kama，我们充满了活力；因为 ka-ma，我们参与宇宙能量的创造，完成我们大写之人的职责。对 kama 的感知和对 kama 能量的分享，正是瑜伽整合和联结的内在本质。

再说 tapas 这个词。这个词与瑜伽关系密切，也是理解印度传统最为关键的一个词。Tapas，英文是 ardor 或者 arduous penance，翻译成中文就是"苦行"。说到苦行，大家印象中首先出现的一定是那些在印度大壶节上现身的苦行者。他们或者几十年如一日生活在树上，或者几十年举着一只胳膊，或者光脚走过火红的炭火，或者光着身子立在冰冷的雪山上或者河水中，或者做出头倒立之类的高难度瑜伽动作。Tapas 最早出现在最古老的《梨俱吠陀》中，指的是创造宇宙秩序（rta）和真理（satya）的能量、热量。能量、热量就是火，这也可能是印度火祭盛行的一个原因。后来这个词的含义延伸为苦行，在瑜伽中对应着体位、呼吸、身印等等。需要注意的是，我们要避免对 tapas 作错误理解。广义上说，错误的苦行是身心灵上的愚昧性苦行；狭义上说，错误的苦行是指对体位的不准确理解或者唯体位论。如果理解了 tapas 的含义，对瑜伽体位等有了正确的认识，那么在你练习体位、调整呼吸、修习身印甚至谛听密音的时候，就能更好地与宇宙能量进行联结，而不至受到因过度强调而强行进行的拉、伸、延、展等瑜伽体位的伤害。

还有几个词，也简单地交代一下。

Atman，阿特曼，这个词的原意是呼吸或生命气息。在瑜伽中，这个词被理解为自我。dharma，法，指有益于人与社会的正确行为或规则、规定。Artha，利，也即财富。印度传统并不排斥利，相反，只要是正当的就应该鼓励。还有一个可能是大家最熟悉的关键词 karma，这个词的意思就是"业""行动"。业以及由业带来的"业报轮回"的思想相对发展得较晚些。在佛教流行之后，这个词成了理解印度思维的关键。随着佛教东传进入中国之后，业、业报以及业报轮回的基础思想对中国国民也产生了深远的影响。还有一个大家耳熟能详的词 moksa，即解脱，也就是通过各种方法实现对梵、对自我、对世界的正确认识，从而离苦得乐脱离轮回，最终到达梵我合一的境界。

以上我们简单地讲解了理解瑜伽、理解印度的几个关键词。梵、爱欲、苦行、阿特曼、法、利、业、解脱——可以说，这八个词是理解印度传统精髓的关键词，也是我们深入理解瑜伽体系的关键词。理解了这八个关键词基本就可以理解印度了。当然，这些词在历史中或者在不同的传承和流派中无论是内涵还是外延都会有所变化，但大体上它们的本意如此。在阅读研究瑜伽经典的过程中，希望大家要特别注意这八个词。

瑜伽是从印度传过来的。我国历史上，最早由佛家对瑜伽这个词做了翻译，佛家把"瑜伽"翻译成"相应"，心心相应就是瑜伽。这个翻译非常传神并且非常简洁地讲清了瑜伽的奥义。

印度近代一位瑜伽大师说：瑜伽能够给这个世界带来一个完整的信息，关于我们身体、心意、心灵的信息，关于我们灵性的信息，让我们能够在这个世间生活，并且喜悦、自在。

瑜伽，最初的象征是"轭"，就是套在牛颈上与牛车连起来的曲木。在古代印度，瑜伽是指个体的我与超越了个体的我之外的更高的神或者梵之间的相应，或者联结整合，就如中国人讲的天人合一、道我为一等。《白净识者奥义书》就描述了如何通过控制身体和心意来认知梵从而达到"梵我合一"的瑜伽境界，《弥勒奥义书》也将瑜伽作为达至"梵我合一"的方法。这个联结、相应的意思也在慢慢扩展，扩展到今天变成各种各样的联结。

我们生活在不断变化的世界中，我们的心就像风中的火苗随风舞动，随时都可能被风吹灭。一个人如果心意稳定，按照中国古代的说法是有股浩然正气，那么他的心火就难以被外境的风吹得左摇右晃，他与宇宙的联结就很深。《瑜伽经》第1章第2节讲出了瑜伽的圣言，即瑜伽就是控制心意的波动。瑜伽就是要我们对我们那如猴子般不安的心意进行控制。瑜伽就如煤油灯的罩子，让心灯一直亮着，而不会被风吹灭。《哈达瑜伽之光》中有个很形象的比喻，哈达瑜伽就像保护乌龟的乌龟壳。瑜伽不仅像乌龟壳一样保护人的身体与心意，还保护人的心灵。

瑜伽从最初联结的含义发展到从身体、心意到精神、灵性层面的整体框架，就如一个保护壳，让我们能够形成一种自我保护的能力。瑜伽也隐含了身体、心意的调理，以及如何去看待世界如何更好地生活这样的信息。这就是我要讲的，瑜伽带来的信息。这个信息的正面能量非常大，可以让我们活得非常阳光。人活着就应该灿烂、应该阳光、应该潇洒、应该充满喜悦，应该让生命展示出来。

刚才讲到了瑜伽是联结，是自我与一个更高对象之间的联结。这个联结在印度文化中有多种表达方式。

《薄伽梵歌》里介绍了多种瑜伽联结方法，其中一种称为行动瑜伽，又叫"业瑜伽"，梵文叫karmayoga。Karma 就是"业""行动"的意思，刚才我们已经讲过了这个关键词。那么，什么是业瑜伽？其特征是什么呢？第一，业瑜伽具有深深的入世精神，它强调人必须在这个世界上努力地工作，努力地生活，积极行动，要按照你在世上的职业或身份所应该承担的责任行动。第二，在履行职责中产生的任何结果，包括顺利的、不顺利的、好的、不好的、希望的、不希望的、成功的、失败的，你都不能被这些结果所束缚、所干扰、所纠结。行动瑜伽教导人们，只要是为人职责内的，就应该努力去做。成功了，总结经验继续向前；失败了，爬起来反省自己，反省后继续努力，不是放弃而是调整。第三，在这个世间，任何人都需要行动，都要履行自己的职责。选择了某种职业、某件事情，就要担当职责履行义务，用心去做，做好做精做到位。对失败的结果不用太纠结，不要被失败打倒。真正倒下的人是被自己打倒而不是别人。这就是行动瑜伽的态度，是一种尽责奉献、服务但不执著的心态。

还有一种是王瑜伽或胜王瑜伽。大家熟悉的《瑜伽经》就是一部胜王瑜伽的典籍。《瑜伽经》中有关体位的内容并不多，只在两个地方强调了呼吸和姿势，而且是一笔带过。这是什么原因呢？从狭义上看，《瑜伽经》本是印度婆罗门教——印度教"正统六派"哲学中一个派别的经典。广义上看，

《瑜伽经》是一种系统锻炼身心灵的理论和实践方法，它为印度各民族宗教乃至世界宗教所摄取、运用并给予了不同的解释。《瑜伽经》中的八支指的是禁制（yama）、内制（niyama）、体位（asana）、调息（呼吸控制，pranayama）、制感（pratyahara）、专注（dharana）、冥想（dhyana）、三摩地（samadhi）。在钵颠阇利（《瑜伽经》作者）的那个时代，练习瑜伽的方法和今天诸位练习瑜伽的方法显然是不一样的。因为瑜伽的内涵和外延以及重点都有所改变。钵颠阇利时代，瑜伽更多强调的是调息、静坐以及修德方面的戒律要求。但有意思的是，现代大部分的瑜伽教练教授的是体位和呼吸，尽管他们以及广大的瑜伽爱好者都把这本《瑜伽经》奉为瑜伽的圣典。

《薄伽梵歌》中还讲到了巴克提瑜伽（或称为虔信瑜伽或者奉爱瑜伽），这是强调为更高对象服务的一种修持方法。佛教净土宗中对阿弥陀佛的念诵，观音法门中念诵观音咒语，就是虔信瑜伽的实践。

此外还有智慧瑜伽。有人说，智慧瑜伽是哲学家的瑜伽，是喜欢思辨之人的瑜伽。它通过对自我、梵、真理的思辨和不断理解而获得自我知识，让人将自己、将世界看得清清楚楚明明白白从而活得自自在在。就像中国古代圣人庄子讲的"通天下者一气耳"，对真理上下贯通了，也就没有生活的障碍了。喜欢理性思辨的人，通过智慧瑜伽把自己和宇宙真理联结在一起，并整合成一个有机的活泼的整体而得大自在。有"第一奥义书"之称的《伊萨奥义书》说：通过无知征服死亡，通过知识获得不朽。如何理解这句拗口的话？知识，前面讲过了，就是有关自我的知识，而不是有关客观对象的认识。无知，也就是无明，知道了无知、无明的本质，那么死亡如何能够征服你呢？知道了自我的本质，那么不朽就属于你。死亡征服了，不朽获得了，一个表象的凡尘对你来说，那就只是快乐的源泉。你还有什么不能满足的呢？你还有什么不圆满呢？稍微近代一些的《瓦希斯塔瑜伽》中的所有通俗有趣的故事全都是智慧的瑜伽教导。智慧的路是容易的，也是最难的。

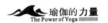
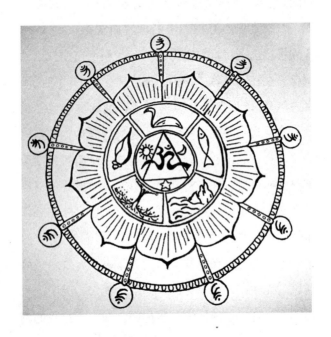

通过无知征服死亡，

通过知识获得不朽。

这就是全部的瑜伽之道。

——《无知和知识》（图文 灵海）

下面重点谈谈哈达瑜伽。哈达瑜伽并没有像《瑜伽经》那样早早形成体系。哈达瑜伽到公元9世纪左右才开始慢慢发展起来，公元15世纪时才最终形成。《哈达瑜伽之光》是哈达瑜伽最主要的经典。《哈达瑜伽之光》独特的地方在于它不属于婆罗门传统，不建立在任何信仰基础上，而自成独立的体系。不管你信不信神，信什么神，不管你属于东方传统还是西方传统，你都可以修学。

《哈达瑜伽之光》这本书主要有四部分内容，最受关注的可能是前面两个部分，这两个部分在瑜伽教学中被引用得最多。仔细阅读这两部分内容会有很多启发，比如呼吸与体式的关系以及呼吸对人的影响。我把呼吸视为非常重要的问题。为什么呼吸这么重要？人眼盲了、耳聋了依然可以活着，呼吸没有了我们就不能活了。我们可以憋尿两个小时，可是呼吸能憋多少时间？很快就会一命呜呼了。所以，呼吸是内外循环中最为关键的。各种经典都说，呼吸就相当于生命。在印度，普拉纳（能量）就是呼吸，呼吸就是能量。所有的能量都是通过呼吸展开的。西方的《圣经》中说，上帝造人是吹了一口气。中国古代女娲造人也需要吹气，气就是生命。

呼吸有三个环节，一是呼气，一是吸气，一是我们很少留意的"住气"或者"悬停"。我们平常呼吸时对住气很不在意，甚至感觉不到住气的存在，但住气对能量的分布及供应有特别的作用。中国传统中有"胎息法"，就是一种呼吸的练习。呼吸把气带到身体的各个部位。气进入身体后，按照功能的差别变为五类气，第一种是最重要的生命之气。此外还有下行气、上行气、平行气、遍行气。不同的气有不同的功能，气的使用及调理与身心的健康有直接的关系，所以要特别注意呼吸。当然，呼吸法至关重要，需要在合格的教练指导下科学地练习。不科学的呼吸会伤害人，不科学的练习也会伤害人，而科学地呼吸则会带来充沛的能量。另外，呼吸法不一定非要练到什么高度，而是要根据自身的体质进行。呼吸练习切忌强求或强行为之。先前我们讲过一个瑜伽关键词"苦行"，在这里，就是要明白苦行必须适合自身。

我们的饮食对瑜伽练习也有一定的影响。食物是能量的来源，瑜伽一直强调合理膳食，强调食品的营养健康。瑜伽还涉及心理上、情绪上的问题。情绪特别不好的时候，人处在一个不相应的状态，练习瑜伽就需要特别注意了。可是瑜伽不就是平复心意的吗？教练在一堂瑜伽练习课的开端，一定是首先让大家安静下来，心意平复下来，心思集中起来。体位的练习本身就是姿势和练习者自己身体结构、肌肉紧张程度的一个相应。教练会不断地提醒练习者，不要强迫自己非得做出一个标准的体式，而是根据你自己的状态去练习。这才是真正的相应。

只要我们活着就有联结，只是联结有深有浅有强有弱。即使什么都不练习的人同样有联结，吃饭是联结，呼吸是联结，与人沟通是联结，即使自闭的人也要和自己沟通。当今社会，水、空气、食物、社会压力等种种外在因素以及我们自身引发的内在因素使得我们的联结弱化了。身体弱或者亚健康或者生病的人不是没有联结，而是联结弱了。练习瑜伽就是恢复联结，并使之达到足够的强度，使能源、能量的供应保持足够的平衡。"哈达"中的"哈"指太阳，"达"指月亮，用中国的说法则是一个指阳一个指阴，指阴阳的融合与平衡。瑜伽的另一层意思是整合，要把阴阳整合在一起。我们说的"男女搭配，干活不累"，从瑜伽的角度看就是一种阴阳的整合。练习瑜伽一定包含了两端的整合，身体是一端，心意、情绪、心智是另一端。这两端整合相融了，人就身心健康。身体健康脑子却"搭牢"的，联结肯定有问题，阴阳也一定不搭配。哈达瑜伽强调阴阳平衡，以至于哈达瑜伽也被称为阴阳瑜伽。恢复就意味着身心灵的平衡，也就是哈达瑜伽本身所追求的阴阳平衡。它意味着我们的饮食、环境、水与生活之间有一个平衡；我们的呼吸与心之间有一个平衡；人与人之间有一个平衡；人与宇宙之间有一个平衡；白天与黑夜之间有一个平衡；种种的两端之间达成一个平衡，构成一个有机的整体。

　　瑜伽的联结整合，除了智慧瑜伽、胜王瑜伽、行动瑜伽、哈达瑜伽等形式外，还有其他文化中的方式。饮食的调理不一定在瑜伽馆，但它符合瑜伽的精神、瑜伽的哲学、瑜伽的生活、瑜伽的艺术，站在瑜伽的角度看也一样是瑜伽，只是我们自己不觉得而已。中医、西医、阿育吠陀等是直接对身体的调理和治疗，是一种强化的联结。西医的联结方法比较激烈，中医比较温和，但都是瑜伽的表达方式。有人说这些不是瑜伽，因为瑜伽一定要和体式连在一起。但实际上，我们在谈体式的时候，一定会谈到呼吸、身印，谈到三摩地这些更深的东西。我们需要一个大的瑜伽观念，使得我们既能够立足现代体位的瑜伽，又能够使瑜伽道路更广，能够接受更多的现象。如此，我们就能够如磐石一样站得稳稳当当，不会因为种种的说法和现象而令心意漂浮不定，而是将瑜伽的根深扎下去，滋养生命之树。

　　瑜伽是联结整合，那么有什么标准能够证明联结整合成功了？有三个标准，就是印度哲学里最古老单词 brahman 的三个属性 sat－chit－ananda，即存在、智慧、喜乐。

存在，相当于英文里的 being。我们的身体只是存在的表象。身体就像一个宫殿，宫殿是干净的、庄严的、充满活力的、健康的，就是联结得好的。健康指数多高就意味着联结的亲密度多深。但这身体维度的存在是最底层的存在，只是自我存在的表象而已。我们不能停留在身体存在的维度上。我们要追问并感知宇宙的存在乃至终极存在，即梵本身、道本身、自我本身。人之为人，就是因为在开放的宇宙中拥有追问、探究、感知存在的能力和尊严。存在，不仅是我们个体的，也是宇宙的，是终极实在的。唯有宇宙的存在才是真正最后的存在。身体最终会消失，财富权力最终会消失，但自我永远不会消失。《大林间奥义书》中说，这自我是车轮的毂子，财富等是车轮的辋。所以，即便你失去了一切但只要依然好好地活着，人们就只会说：哦，你只是失去了轮辋而已。存在，尽管在短暂中显现、在易腐中显现、在变化中显现、在不稳中显现，但存在从不在短暂中寻找、不在易腐中寻找、不在变化中寻找、不在不稳中寻找。明白这些后你就是存在。存在是生成中的、过程中的。

智慧，相当于英文里的 wisdom 或 intelligence。智慧维度比较复杂但其实也很简单。一句话，这里的智慧不是智商的高低，不是情商的高低，而是对自我、对宇宙认知的态度和程度，明白了自我或者明白了存在就是智慧。《羯陀奥义书》就把奥义知识称为"完整的瑜伽法"，奥义知识就是智慧。客观对象的知识不是智慧，尽管智慧中包含着客观知识。

喜乐，是指喜乐心、欢喜心。有人只是欣赏了一幅画、一个风景就感到很欣喜，看到这个世界就感到很欣喜，以至于看到一只蚂蚁也感到很欣喜，因为他看到的是生命，他的心充满了喜悦。真正的喜乐不容易生成，但当一个人能够自发地形成欢喜心的时候，就到达了一个很高的境界。没有喜乐心的人很难从有缺点的人身上发掘出优点。喜乐从哪里来？一是物质对感官的刺激产生欢喜心，吃好的东西、看美景美色、赚到很多钱、做作业解开难题等都能够生产欢喜心。事业心能够产生欢喜心，这是因为事业本身让我们开心。从最简单的感官刺激产生的快感到人的情绪的喜悦、情感的交流、艺术的欣赏，喜乐的开发是一个从简单粗糙到高级精微的过程。在这个过程中，人感受联结并因而喜乐。但是，外在的东西是二元的，变化很大，容易出现也容易消失。所以瑜伽要控制心意以期达到一种平静的喜乐。这是比较高端的喜乐，能够坦然接受这个世界的成住坏空，能够坦然接受事情的发生、发展、变化，能够稳定在那里。真正的喜乐一定是向内的而非向外寻找的。真喜乐不是得到物质财富后的开心，不是得到地位权势后的满足，不是得到名声佳人后的幸福感。喜乐，是身心灵与自我相应、相联结、相融合的圆满。只有这种圆满才是永恒内在的喜乐。《羯陀奥义书》说，自我是车子的主人，身体是车身，理智是车夫，心意是缰绳，众多的感官是拉车的马，感官感知的对象是车子走过的路径——当身体、感官、心意和自我一致时，他才是享乐者，才能得其乐。

我们按照存在、智慧、喜乐这三个维度去衡量，就可以简单地判断瑜伽的联结和整合。用大白话说就是瑜伽练得好不好、成不成，联结联得好不好、强不强、深不深、合了没有，可以从这三个方面做一个简单的判断。比如某某是位瑜伽"大师"，可是他却会为某件生活小事纠结不清烦恼不已甚至感到虚空无助，那他的瑜伽就没有深度。就这么简单。这样的分析可以摆脱任何教条。

刚才我们由关键的梵、爱欲、苦行、阿特曼、法、利、业、解脱这八个词讲到了存在、智慧和喜乐这三个维度，看上去复杂其实则不然。人是生活的，生活是属人的。尽管这尘世是漂浮的、不确定的，但人必须生活这一点是确定的。托尔斯泰在《战争与和平》中说，生活就是一切，生活就是上帝，热爱生活就是热爱上帝。但我们人总是把我们自己与自我的存在（或称为神）、与宇宙、与生活生生地割裂开来。其实，人－神－宇宙的实在是一体共融的，并且是不断展示或者显现成长出来的。

我们总是觉得生活是外在并依赖于环境的，殊不知人以及人的生活是人自己活出来的。商羯罗在评注《爱多列雅奥义书》的时候曾经说，求知之人分为三流：第一流求知者已经出世，心思专一，内心渴望解脱；第二流求知者已经逐渐进入梵知的境界，但还不是立刻渴望解脱；第三流求知者内心没有渴求解脱的欲望，他们只求子孙牛羊繁茂而已。当然，觉悟没有时间长短先后之分，就如同我们要登上山顶，在没有到达山顶之前，我们都在探求都在努力，不过有些人轻省些有些人吃力些。无论怎样，到达了山顶就是觉悟。OM!

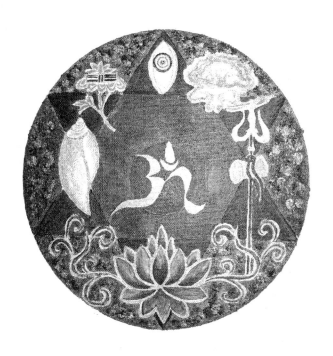

宇宙的秩序就是如此的简单

——唵，存在，智慧，喜乐！

——《宇宙秩序》（图文 灵海）

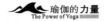
断裂、整合、联结及自在之根

　　今天我要讲的有四个部分：第一个部分讲讲瑜伽带给我们的信息，第二部分说说我们个体生命在世间的生命状态，第三个部分讲讲瑜伽的道路，第四个部分聊聊如何安顿我们的身心灵。

　　第一部分，瑜伽给我们带来一种迷人的或者说永恒的信息。

　　任何一个人活在这个世界上，作为一个活的生命体，既接受信息又散发信息，不断地接收不断地散发。瑜伽在世界上是独特的，它是和我们的生命联系在一起的。在印度，久远的古代就有人修炼瑜伽。所以，当使用瑜伽这个词时，我们往往说这是印度人的东西。事实上瑜伽不只是印度人的，它属于任何一个生命。瑜伽（yoga）这个词从古印度的梵文而来，但是瑜伽要反映的信息不只是印度的，也不是由印度控制的。瑜伽在所有的生命现象中甚至在整个宇宙里面是普遍存在的，无论在东方还是西方，无论在印度的佛教中还是我们中国的道家、儒家里面都存在着。各个文化里面都有瑜伽，其他的文化只是没有使用 yoga 这个词。佛教里把瑜伽翻译成中文中的"相应"，而儒家则说"天人合一"。在我们用印度的文字或印度原有的语言文化来表达的时候我们称瑜伽，与英文中的 yoke 是同源词，而 yoke 这个词最初指牛耕田的时候把牛与工具连起来的那个轭。

瑜伽第一层的含义是"整合"。这个世界是一个相互关联的有机整体。我们自己虽然有独立的五脏六腑，有各种神经系统，但它们是有机整合的一体。人非常奇妙，就像宇宙一样，于是我们把人称为"小宇宙"。身体上某一个部件出了问题就会影响身体的其他部件，身体散架了，你就什么也不是了。所以，人本来就是整合的生命。可是整合的生命有整合得好的，也有整合得不太好的。整合得不好，这个人就不太健康。如果是精神层面整合得不够好，那他的精神层面就不够健康。如果精神层面非常不健康，那这个人的脑子就出问题了。还有，一个人的精神层面不健康，我们就会说这个人没有什么灵性，这是因为他在更高层面没有整合出来或者说有某种缺失。瑜伽隐含了在身体层面的整合，在心智、心意层面的整合以及在精神灵性层面的整合，而这三个整合本身就构成了三个系统，这三个系统之间又构成了一个身心灵整体的整合。

瑜伽的第二个意思是"联结"。为什么要联结呢？如果你是一个完全完美的人，那就无需考虑练不练瑜伽了，因为你的生活已经处在瑜伽状态，这正如健康的人不需要去看医生。联结就意味着修复。修复是什么？就是说我现在处于不够整合没有联结的状态，要通过瑜伽的联结方式恢复完美的整合状态。这就是我们理解的瑜伽信息。

关于瑜伽的信息，瑜伽科学研究的先驱凯瓦拉亚答玛瑜伽研究所的创始人斯瓦米·库瓦拉雅南达吉（Swami Kuvalayanandaji）曾经说过这么一句话："瑜伽有着关于人类的完整信息。"瑜伽为人提供了完整的信息，这个完整的信息一是指身体层面的信息，也就是如何让你的 physical body 健全健康的信息，也就是很多人练习的与躯体的健康关系非常密切的哈达瑜伽；二是指心智层面的信息，就是如何让你的情绪、心智、理解力等方面健康健全的信息。三是指精神或心灵层面的信息，即如何摆脱这个世间的是非善恶，超越荣辱，达到生命灵性的终极的喜悦。瑜伽向我们这个世界提供的是关于人的身心灵这三个维度的整体的信息。这三者之间能够糅合在一起构成一个完整的生命体，而这个生命体的内部和外部之间处于一个联结的状态。这个时候，我们会说这个生命作为个体是健康的。对他人、对社会、对宇宙自然来说，他辐射、展现出来的生命是一个阳光的生命。每个人生命的内在本性就是光，可是这光被遮住了。瑜伽就是要让你内在的光放射出来，照亮自身照亮他人照亮世界。我们

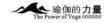
要从这个角度来理解瑜伽练习瑜伽。

瑜伽是基于一个人生命的亲证和实践。我们练习瑜伽，就是用我们的身体感知、亲证、实践；用我们的心我们的头脑我们的心智去感悟、体验，去实践、亲证；用我们的精神灵性去感受、去体验，并在亲证的基础上建立完整的自我信息。瑜伽不受时间和空间的限制，在古代可以学、在今天也可以学，印度人可以学、中国人可以学、西方人也可以学。男人可以练瑜伽，女人也可以练瑜伽。中国女性练瑜伽的特别多，前几天我在深圳一个瑜伽馆了解到，那里练习瑜伽的人里只有百分之十左右是男性。这已比其他一些瑜伽馆里练瑜伽的男性人数多。瑜伽馆是不限定性别的，瑜伽本身也不限定。但是人自己会去限制瑜伽，自己把自己封闭起来。比如有人就认为只有他自己练习的瑜伽才是好的。

刚才我提到，瑜伽不只是在印度，在其他文化里也有瑜伽，只是没有用瑜伽这个词来表达。当你跟不同的人交往、接触、交流的时候，你可以看到别的文化中的瑜伽精神。

瑜伽有这么好的信息，我们的生命又是本来就充满了神性或者说灵性，但无明、无知却致使我们的联结出现了断裂、中断或弱化。正如两个人的恋爱或感情有冷有热有深有浅，个体生命和宇宙生命之间的联结也有强有弱。身体层面联结得不够好，比如说饮食有问题，就会导致你的能量交流、躯体上的能量供应出问题。过于刺激性的食品，对练习瑜伽肯定会有一些不利。阳光、水，练习瑜伽的环境也会影响身体的联结。过于劳累对于我们身体的联结同样会产生冲击和威胁。一方面拼命练习瑜伽，而另一方面又疯狂地工作，身体承受不起，联结就会 break，断掉了。从身体层面讲，合理的饮食、好的空气、好的环境对瑜伽联结非常重要。有人说要跑到青藏高原上去练习瑜伽，那里离天很近，空气很清新。真是这样吗？如果你不适应高原的环境，你可能就不会这么认为了。这里有一个联结调适的过程。练习瑜伽，意味着努力准确地联结、合理地联结、真实地联结，或者说让身体层面上的联结变得真实而不是变得扭曲。身体的联结可以通过哈达瑜伽通过各种各样的体位法的练习实现。另一方面，我们练习瑜伽不只是体位上的，还是呼吸上的。呼吸是和我们的心意连在一起的，而瑜伽原意就是要对我们的心意进行控制，控制我们心意的波动。控制心意和心的活动有关。你的想法、欲念太强了，心的波动就厉害。执著感情、过度追求物质、过分渴望权力等各种因素都可能使我们在心智上出问题。也有人情绪不稳，希望通过练习体位把情绪问题解决掉，但会发现不一定能解决，这是因为问题根源不在体位上。所以还是要通过心智层面的联结来解决问题。心理咨询是很多情绪层面关联的一种解决方法。现在西方所流行的认知心理治疗，其实就是在心意层面对因为认识偏差而导致心情、情绪混乱所进行的调理。人一旦认识有偏差，言行举止就容易产生混乱。这样别人可能就排斥他，并由此产生压力，这时人的断裂就更厉害了。小孩子如果在学校里面被其他孩子排斥，和其他孩子之间的联结弱化了，之后可能就变得自闭。从瑜伽的角度看，这是因为他在这个层面断裂了。所以断裂对人会有很大的影响。这是从广义的瑜伽来讨论的。除此之外，人活在这世界上还会问"我有什么意义吗"这样的问题，也有人会问"我是谁"，还有人说我最终要面对死亡。四十岁以后的人可能就会思考人的后半生问题，如何面对死亡的问题会提上了议程。瑜伽也要在这方面做出它的思考提供它的信息。

下面讲第二部分，我们个体生命在世间的存在状态。

佛学里讲，人有八种苦，除生、老、病、死四种最基本的苦以外还有怨憎会苦、爱离别苦、求不得苦和五阴炽盛苦，也有把苦扩张到一百零八种的。根据数论哲学，其实有一种简单的分法即人在世间上有三种苦，依内苦，依外苦，还有是依天苦。从哲学的角度看，我们会说人在这个世界的状态是短暂的。你能活七十岁、八十岁、九十岁，但是你能像彭祖一样活到八百岁吗？八百岁也不长啊，可是你活不到。以前我们高呼皇帝万岁万岁万万岁，可是哪个皇帝活到一万岁？没有，一个也没有，而且没有几个皇帝是长命的。可见哪怕做了皇帝，也不能保证生命很长。从古到今，我们只有神话中的黄帝很长命，但那是我们的传说，并不是历史性的史实。所以，人生命短暂是一个事实。我们这个躯体在世间存留的时间是有限的，全球每天有无数的生命在瞬间出现也在瞬间消失，每天、每时、每刻都这样。生命不断地出现不断地消亡，这是事实。很多人却不愿面对这个现实。其实在你走过来的路上很多生命可能已经因你而亡了，比如说蚂蚁本来在那里爬，可是你走过去踩到它们，几只蚂蚁的一生就结束了。蚂蚁的生命短暂，我们的生命在这个地球上也是很短暂的。有限，指的是时间的有限、我们认知能力的有限、我们所拥有的东西有限。我什么都要，但其实就算给了你也带不走。生命有限、时间有限、能维持的东西也很有限，所以没有必要过分执著于什么东西。过分执著占有的东西只能消耗自己有限的躯体。"占有"这个词英文叫 to have。有一本书叫《占有还是生存》（*To Have or to Be*，1976），作者是一个社会心理学家——弗洛姆，很有名。to have，拥有、占有；to be，意味着人和宇宙、人和自然、人和这个世间能够共处，是一个存在的状态。作者举了一个例子说：路边有一丛很漂亮的花，禅宗大师走过去能够享受花的美，但是不会把花摘了带回家。但有人容易倾向于 to have，这花很好啊，摘回来，那就是 to have，拥有了它。很多东西我们想着要占有，结果占有了，这个东西也变了。情感也一样。对所爱的人要拥有要占有，占来占去，结果却是纠结不完，最后可能 break，断掉了。所以，to have or to be，这是两种不同的生活状态。to be 是一种瑜伽的态度，to have 则是非瑜伽的，因为它操控对象，最后会导致断裂发生。

我们在这个世界上生存有一个特点，那就是每个人都是一个分离的、孤独的、孤单的个体。虽然我们每天都可能会和社会上各式各样的人接触共处，但是当静下来时却发现只有自己一个人，只有一个生命。我们需要自己面对牙齿的痛、眼睛的痛、鼻子的痛，自己面对感冒发热，自己面对缺这缺那的状况，没有人能够真正替代我们，生病、睡觉不能替代，死亡更不能替代。有人说，我很爱你，我替你生病吧。但这可能吗？爱就能转化能替代吗？不能，所以你仍旧是孤独的、孤单的。孤独、孤单意味着要自己去面对自己这个生命，这是人在世上的一个基本状况。

面对人的短暂、有限、孤单，有人要抵抗要反抗。反抗有两种，一种是积极的反抗，一种是消极的反抗。消极的反抗就是佛教里所说的贪、瞋、痴。我要不断地占有、占有，只有不断去占有更多这个"我"才能够维持在那儿。这是以消极的方式面对处在孤单、独立、断裂状态的生命体。还有一种是积极的方式，就是去修复人自身的状态，譬如说生病了就去看医生。瑜伽就是一种积极的方式。

修复涉及人的不同层面。身体层面需要修复，心意、心智层面需要修复，精神层面也需要修复。《瑜伽经》认为，瑜伽八支前面的五支都是对人格层面的训练或锻炼的要求，这是瑜伽训练的起步和基础。因为，如果没有人格层面的调服，后面的练习很难进行。从瑜伽的角度看，人格的调服就是一种恢复、一种修复。如果从终端来讲，我根本不可能有修复回去的可能，那我是否就不用修了？人类文化和瑜伽文化都说，人本质上是神圣的、神性的，任何一个生命都是永恒的。这个信息告诉我们，任何一个生命都是神圣的生命，生命中自有一种不朽。人的本质是神圣的是永恒的，通过修习可以成为现在所不是的，可以达到更加圆满的状态，可以从断裂的状态恢复到联结的状态，可以从黑暗的状态变成光明的状态，可以从不自由的状态变成自由的状态，可以从束缚的状态变成自在的状态。

　　瑜伽不仅为我们提供了乐观看待对人生命的未来的信息与理念，也提供了如何走到那边的道路。从一个状态恢复到另一个状态，这两种状态都是人的一种感受与体验。断裂、黑暗、不自由、束缚等状态其实就是一种非瑜伽状态，我们简单称之为遮蔽的状态。假设你在一个房子里面三十年不出门，这个世界根本就不知道你是否还存在。遮蔽状态就如你一直待在这个房子里。当然你也可以走出这个房子。很多时候，房子都是我们自己亲手建造的，我们像蚕吐丝作茧把自己包裹起来，把自己锁住也是"保护"了起来。有时候束缚和保护是同一个意思。蚕做茧以后还要出来，生命要进行更新，蚕茧要变为蝴蝶，这个蚕茧就是我们人自己造起来的由无明无知建成的房子。瑜伽本质上是要我们突破茧壳，让我们的生命恢复到自由的状态，恢复到光明的状态。这就是瑜伽要给我们带来的信息以及它要指导我们走上生命不朽的一种方式。

下面讲讲第三部分，瑜伽的道路。

刚才已经讲到人的断裂状态，我们要回到真实的生命原本的状态，瑜伽提供了不同的方法不同的道路来解决这些问题。我们大致可以把这些方法分为两类：

一类就是所谓的薄瓦那瑜伽（bhavana yoga）。这类瑜伽是针对我们的心意通过哲学的态度来解决问题，细分又涉及智慧瑜伽、虔信瑜伽、行动瑜伽。智慧瑜伽强调通过人的认识、认知的不断自我反省最终达到一个不二的境，形成对世界合理的准确的态度。我们翻译的《瓦希斯塔瑜伽》的主体部分就是属于这一种瑜伽。虔信瑜伽又叫奉爱瑜伽。从文化的角度看，基督教、伊斯兰教、犹太教、佛教的净土宗都是属于虔信瑜伽，只是它们都成了宗教。但也可以转为非宗教的形式，比如说，我追寻耶稣的道路，但我不进教会，我跟基督教没有关系。这也是一种瑜伽的方式。还有信佛，追寻佛陀的佛法，但不到庙里，也不加入佛教的社团，这还是一种虔信瑜伽。行动瑜伽指的是人们以一种不执著的心参与这世间的一切行动。不执著指的是不执著行动的结果，不是说不行动，类似于老子讲的无为。无为不是什么都不做而是不执著行动结果。如果执著于行动结果就很容易产生断裂。行动瑜伽还有一个做法，就是把自己行动的一切结果都献给至上或者神、耶稣、佛等。行动瑜伽就是说，去行动去努力但不要被结果束缚住。现在，这几类瑜伽都有人在修习。

还有一类叫普拉纳－商雅玛瑜伽（prana samyama yoga）。这类瑜伽可能被了解得更多一些。

这种瑜伽涉及的是央陀罗瑜伽、曼陀罗瑜伽、哈达瑜伽、胜王瑜伽、昆达里尼瑜伽等。央陀罗是一个图案，你对着图案进行某种形式的冥想，这就叫央陀罗瑜伽。曼陀罗瑜伽是唱诵瑜伽。这两种瑜伽是通过图像或通过声音进行冥想。哈达瑜伽是体位、呼吸等结合起来的瑜伽。《哈达瑜伽之光》第一章就是体位法；第二章是呼吸法，呼吸配合体位；第三章讲身印；第四章涉及瑜伽最后要追求的那个更高的层面，最后达到的拉亚状态或三摩地（融合）状态。接下来是胜王瑜伽，《瑜伽经》就是胜王瑜伽的经典。对我们一般人来说，胜王瑜伽的高度是修不上去的，但这不等于不能修，正如我们本来就是佛只是自己不知道。所以，我不是说不可以修，而是说我们的状态就一般的概念来说可能没有达到胜王瑜伽那个高度。阅读《瑜伽经》也是一种修持，不断地阅读就会有收获。那要如何阅读呢？一般刚开始的时候只读经文部分，注释暂时不要读，等读了经文有点了解以后再读注释，读了注释以后，可以结合自己的情况进行思考、冥想。既可以把一章一口气读完，然后慢慢想；也可以一次只读一条，然后对这一条进行思考、冥想。总之，可以采用不同的阅读方式。还有一种拉亚瑜伽，其实就是昆达里尼瑜伽。昆达里尼瑜伽是要唤醒潜伏在海底轮的生命能量，并让能量上升，最终达到三摩地的状态。

今天，在全球范围内最普遍、最流行的是哈达瑜伽。由于现代人对身体更加关注，所以哈达这一层面就得到了更多的强调。在《瑜伽经》里体位和呼吸没有很多的讨论，但《哈达瑜伽之光》第二章里就谈了六种呼吸净化法。

我还要再谈一点《瑜伽经》的内容。我们会发现，《瑜伽经》第二章第一节说：苦行、研读和把成果献给至上，这是瑜伽的起步。什么是苦行？是不吃不喝或者不睡？事实上，苦行有不同的类别，我们有身心灵三个层面就有身心灵三个层面的苦行方式。《薄伽梵歌》将苦行分为愚昧型的、情欲型的、善良型的三种。对苦行要有准确的中庸的理解，不能理解偏了。所以要有研读，研读瑜伽的典籍和经典。经典是文化的精粹，不断研读经典能让我们得到调理，得到回归，得到明白。研读对于练瑜伽的人非常重要，瑜伽教练更应该去关心瑜伽的典籍。再就是行动瑜伽的态度——把行动成果献给至上。至上可以理解为上帝、可以理解为神，基督徒可以理解为耶稣基督，穆斯林可以理解为安拉，可以把这个至上理解为自己文化中至上的最高的对象。苦行、研读以及行动瑜伽，会让练习者走到越来越正面的道路上去。

最后，我们再谈谈如何安顿我们的身心灵，安顿我们的生命。

作为在这个世间存在的生命，我们是由身体、心意、精神构成的完整生命体。安顿身心灵就是要安顿这个整体的生命。而安顿这个整体的生命有很多方法。不管练不练瑜伽，人都需要去安顿生命。当然，从瑜伽来说那就是瑜伽锻炼、交流、冥想，以及安排合理身份、提升生活、反省等很多方法。我们对这个问题要做一个次序性的理解，我们要过一种有根的生活。什么叫有根的生活？就是有根有据有基础的生活，就是让生命建立在磐石上。要有根，有了根，你的生命之树就不会被风轻易吹走；有了根，你的生命才能稳固在那里。这个根有身体的根、心意的根、精神的根。身体的根需要有充分合理的能量供应，简单来说就是好的环境、合理的饮食、合理的生活方式等。体位练习其实就是让身体对能量的进出有一个合理的安排，处于一个有根的状态。身体有根，就是我们在世界上虽然可能活不到一百岁，但是在有生之年能够让它比较有序、自然、合理。我们的养生学也是从积极、良性的角度强调锻炼身体、合理饮食和合理调养。这就是首要的第一层面的对我们身体的根进行一种维护或者调理。第二个根是我们的心意、情绪的生活的根。瑜伽提供的是哲学或者是圣人传统。在印度，有人就说：我是跟从辨喜的，我是学艾扬格的，我是跟着某某大师的，我感觉我是有根的，我的很多问题他的书都能帮我提供启发或解决。这是师徒式的文化传承，也即心意上、心灵上不同层面的传承。我们需要尊重、接纳传统和圣人。如此，我们精神上、心意上才能够连贯起来，传统和圣人才能够成为我们依托依靠的一个根源。我们还要形成自己心理调适的方法。除了粗身养生，我们的精身也要养。精身的养生其实是我们心意的层面、情绪的层面、内部的能量层面的一种调理。这个养生要求就要高一些。此外，我们的养生还有更深的层面，那就是要达到对人生究竟的领悟以及证悟，从根本上解决我们的生老病死，解决我们的有限性、短暂性，解决我们的孤单性、孤独性、排斥性或易坏性的问题。这依赖于我们灵性的觉醒，要让扭曲、遮蔽、叠置的灵性张扬出来、展示出来。耶稣说，我们人类就像点亮的灯，我们不愿意将之放在床底下，我们要把灯放在外面照亮外面。这说的是我们生命的神性之光本身就是照亮的，内在的自我之光和宇宙的光本身是一样的，是照亮的。可是这光有很多遮蔽，这个遮蔽被称为无知或无明，在西方被称为罪。通过瑜伽的修行，就是要使得这种无明或无知、罪消减掉了，我们的灵性才能觉醒。这个觉醒其实是在我们作为个体生命还存在的情况下对因果身进行的养生。因果身养生学这个词是我自己造的，是相对于粗身养生学、精身养生学来讲的。

我们需要有根，身体有根、心灵有根、精神灵性有根，要让我们的生命之树建立在这个磐石上。那么，身体的根、心意的根、精神的根之间有什么办法能够连起来？呼吸，呼吸可以把我们的身体和心意之间联结起来。《哈达瑜伽之光》第二章的二到三节里面讲，呼吸不稳则心意不稳，呼吸稳定则心意稳定。呼吸就是生命，只要身体还有呼吸，就还有生命，死亡不过是呼吸离开身体。因此，要控制好呼吸。呼吸之学就是生命之学。不管是谁，不管你练不练瑜伽，呼吸都同样重要。呼吸在《奥义书》中就是气这一元素。练瑜伽的人应该更加有意识地对自己的呼吸进行调理。准确的呼吸练习可以消除各种疾病，不准确的调息就会引起各种疾病，所以说呼吸是一门艺术、一门学问，我们要勤加研习。

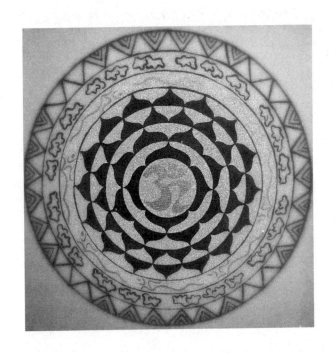

存在的奥义，

是全部宇宙的节律。

人的圆满，

是冥想本真的本真。

——《本真冥想》（图文 灵海）

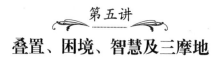

第五讲

叠置、困境、智慧及三摩地

这一讲的主题分四个部分：第一部分，瑜伽要提供给我们的是什么，或者它能够提供给我们什么具有持久魅力的信息；第二部分是当今、当代人的困境，就是说我们今天作为一个生物体、生命体，在这个世间可能会遇到的各种各样的困境；第三部分，讲瑜伽在这个时代为我们这个时代处于各种各样烦恼中的人提供的解决方法与道路；第四部分，瑜伽最后要把我们带到什么地方去，或者说要给我们提供什么样的整体方案、整体道路，如何达到身心灵整体的健康与生命的完善。所以说，瑜伽要提供的是身体的、心智的和精神的，也就是灵性的、

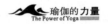
三维的和整体的发展信息。

先讲第一部分。我们说瑜伽时，瑜伽究竟是什么？可能有各种各样的回答。不同的人对瑜伽的理解并不一样，但一般大众是误解瑜伽的，他们认为瑜伽只是像体育运动一样是一种健身的方式而已。这是被普遍接受又是充满误解的观念。想想看，你是不是也认为瑜伽只是美容、健体或者治疗，其他就没了呢？事实上，瑜伽所包含的信息远不止这些。所以我们首先要问"瑜伽是什么"这样一个问题。

瑜伽的第一层含义是"整合"，第二层含义是"联结"。联结和整合构成了瑜伽最基本的内涵。

但当我们平常说瑜伽是联结的时候，对于什么跟什么联结，联结什么，或者说为什么要联结这样的问题并没有做更多的思考。我们经过长时间的练习瑜伽很可能就会反省：练习瑜伽究竟是为了什么？如果只是为了身体好一点的话，那就会停滞在那里。如果目标不是定格在一般人理解的层面的话，我们会进一步去了解瑜伽是什么，就一定还会发现更深层面的含义。

瑜伽既然是关于我们身心灵联结和整合的一门学问，那我们不禁要问，联结什么和什么呢？也许是我和 the other（另一个）的联结。那么，这个"我"是什么？"另一个"是什么？我，当然是你感觉到的我，我的身体、我的心意。我们找到自己身上不会消失掉的稳定的东西，和另一个稳定的东西联结，这两个稳定之物的联结就是瑜伽的联结。如果对于"我"是谁不清楚，联结就会有问题，而对联结的对象，也就是我和什么去联结不清楚，也会有问题。不确当的理解导致行动或者行动方式出现差异。一个人目标越远大，行动的方向感就会越明确。练瑜伽，如果只看眼皮底下的一点，鼠目寸光看不远，就会迷失自我、迷失方向。我们反过来想一想，联结一定是真正的自己、真正的自我和一个真正可以联结对象的联结，用道家的说法就是人与道的合一，在印度则是人与梵的合一。梵（Brahman）在印度被认为是最高的范畴。最高的目标是真正的自我和世界最终极的对象梵之间的一种联结。有人会说，这样的说法不是很二元吗？这只是一个方便的说法。当你达到不同层面的时候，表达方式会发生改变。我们说联结是找到一个真正的自我，认识到一个真正的自我和一个根本的更高的自我。这个自我，真我找真我，真正的我找到了真正的我。现在我们说这个身体是不是我？当然是我。那心智精神是不是？也是我。但从终极来说，身心灵三个层面的我只是真我在三个不同层面的展示和显现。也就是说，这个真我在世间呈现为躯体的、心意的或心智的、精神的或灵性的"我"。这三者和真我、内在自我有关系，但不能够被它们迷住。古希腊哲学家苏格拉底说，要认识你自己。这是希腊哲学里一个核心的观念。认识你自己是要认识真正的自己。我是谁？是躯体？那手指是不是我自己？如果是的话，手指断掉了就没有我了。这好像不对啊，断了手指依然是我，断了腿也依然是我。所以，不能单凭手、脚或身上某个器官说这就是我。现代医学里，人的很多器官都是可以换掉的，这些器官是真我的展现，但不是真我本身。就像我坐在这里只是个代理，而不是后面那个东西。
这个自我，如果你认识了他，就回到了自我，就如
禅宗里说的认识到自己本来的风光本来的面目。这
是非常重要的。从这个角度看，禅学也好，瑜伽也
好，有很多相近的东西可以沟通。这个自我暂且把
他理解为一个有限的自我、有血有肉的自我、小写
的自我，但这个自我要和那个最终的、更高的自
我，那个大写的自我整合为一。就如天上只有一个
月亮，但是江湖中却有很多月亮，千江有水千江
月。你这个月亮就是天上的月亮，天上的月亮就是
你的自我。这样理解与练习瑜伽有什么关系？很多
人觉得没有关系。但瑜伽练习久了你就会发现，很
多的机密信息就在这里。你会意识到，每一个生命
事实上是贯通的，我的生命和你的生命是相连的，
我的生命和所有的生命都是相连的，甚至我的生命
和山川大地和宇宙的生命都是一体的。在瑜伽中，
万物相通，是天人合一，人与自然的合一。在优美
的自然环境中练习瑜伽人会觉得特别舒服，这是因
为你的身心感应和自然之间的感应是一致的、相应

的。瑜伽的另外一个翻译就是"相应"。相应是佛教里讲的一个词，其实"相应"就是瑜伽。佛学里有很多东西也通用于瑜伽。两个人谈恋爱就是相应，心心相应。一见钟情是立马就联结上去了。这只是我们在最一般意义上讲的联结。

日常意义上的联结不一定那么深，我们会在三个层面展开联结：一是身体的联结，一是心智的联结，一是精神的联结。身体的联结是我们在练哈达瑜伽（如阿斯汤加瑜伽、艾扬格瑜伽、阴瑜伽）时的一种联结方式。哈达瑜伽的联结强调的是身体层面上的联结。身体层面的联结、心智层面的联结、精神层面的联结这三者之间并不对立。瑜伽提供给我们身体层面、心智层面和精神灵性层面的一种联结的道路、方法以及实践、修证、体验和印证、相应。这相对来说是比较完整的瑜伽含义。瑜伽就是给我们提供让我们在身体层面、心智层面和精神灵性层面的相互联结的一个 eternal message（永恒信息），而这个信息没有时间和空间的限制，因为它是关于人的生命本身的信息，既不被某一种观念论控制，也不被某一种纯粹的情感或意志控制，它超越了我们这个物质世界所讲的物质的控制，或者空间的限制和时间的限制。以上是第一部分要讲的，瑜伽提供的信息是一个整体的涉及人的身心灵三位的三个层面的信息。哈达瑜伽提供的是身体层面的信息。身体是通向瑜伽的方式，但只是练习体位还不叫瑜伽，通过身体的练习是为了达到瑜伽的目标，这个时候哈达瑜伽才是通向真正的瑜伽。这样理解才会比较准确。

第二部分讲讲我们的生存困境。在大都市人们会感到生活的节奏很快，压力很大。事实上，改革开放以来，人们的生活节奏就一直在不断加快。同时我们也看到，整个环境，包括自然环境、社会环境和个人环境都在不断发生改变，并且在很多地方不是改善而是恶化，比如空气、水等自然环境的质量。由于压力越来越大，人们开始出现了很多的心理危机。南怀瑾先生在90年代就说，在21世纪的中国，最大的问题是人的心理问题。现在，这个问题已经越来越突显，特别是在大城市中。由于社会变迁越来越快，人在压力之下会感到虚脱，缺乏归属感。很多人住在盒子一样的房子里，心理没有保障，精神没有归属。这些问题有很多表征。首先，很多人感到很孤独很空虚，找不到活着的正确意义。社会变迁导致的问题在西方已经出现过。西方曾在上世纪出现过一种被称为"存在主义"的思潮。两次世界大战结束后，西方社会的价值观崩溃了，人们失去了期待和希望，失去了意义。那些存在主义的哲学家就说，人是没有意义的，是被抛弃到这个世界上来的生命，没有依托，就如一个小孩子被扔到另外一个世界，和母亲断裂了。人们普遍感到生命非常有限，时间感越来越强，有的人觉得自己可能只能活70岁甚至30岁、40岁。这几天的新闻就有说有人开着豪华车把别人撞死了，自己也死了。我看到一个资料，说我国每年有28万多人死于自杀，相当于一个中小城市的人口数。我们会发现这个世界不确定得厉害：职业不确定、收入不确定、健康不确定、情感和家庭不确定，做生意也不确定，违背契约的现象屡见不鲜。这个世界似乎在任何一个层面都是不确定的。所以，很多人需要拼命去寻求自己的确定性。生命不确定、价值不确定、感觉不确定，用瑜伽的话说就是我们处于断裂状态，我们的自我和真正的自我之间断开了。而这种断裂在日常生活中就表现为人的关系的断裂，人和更多的人群之间的断裂、和社会的断裂、和自然的断裂、和内在自我的断裂，人把自己变成了自己完全看不清的对象。普遍的断裂就像电源被切断，人有一种被抛弃的感觉。这是很多人都可以感受到的一种普遍状态。

可是为什么人又不甘心被抛弃呢？因为生命里有一种力量推动我们去找到生命的确定性，找到自己的归属和身份，找到情感上、社会关系上、工作上的保障稳定等等。现在有很多人对神秘的东西感兴趣，如对各种形式的世界末日的说法就很恐惧，以至于逃难的产业都出来了。这就是在寻求稳定。可是，这些稳定了就能解决问题吗？有了足够的钱就很稳定就没问题了吗？似乎不见得。所以，人们在寻求一种真正的持久的内在的使人心安的东西。

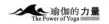

有人说这个东西是瑜伽，有人说是佛学、儒学、道学，也可以是其他让人心安的方法。练瑜伽的人可以通过瑜伽的方法让我们得到心安得到自在。

这个世界充满了断裂感，我们感受到人的有限性、空虚、寂寞、无聊，很多时候感到非常无奈非常无助。有的人身处黑暗找不到道路见不到光，无法生活下去就走上绝路了。生命需要活在光中，只有处在光中人们才能更好地生活。精神容易在黑暗中崩溃。事实上，很多因素会让人崩溃。有人依赖感情，可是失恋了被爱人抛弃了就崩溃了，因为他把感情看作全部的依托，感情的联结断掉了，就崩溃了。有人有很多财产，可是突然间破产了，就崩溃了，因为他只有财产的联结。这个世间有很多因素让人产生断裂，让人联结不上去，不能相应了。

第三部分我们讲，瑜伽要提供一种修复自我生命和内在自我关系的方式，让人们重新找到一种联结，重新燃烧起一种生命的喜悦，重新获得意义、快乐，以及身体的健康、心智的健康和精神的健康，达到身心灵一种完美的状态，让我们修复断裂。现在在深圳和香港之间修了一座桥，通过桥的方式，深圳和香港联结起来了。瑜伽在某种意义上就是联结之桥。我们的身体原来是不健康的身体，通过练习哈达瑜伽使得身体从不健康的状态恢复到了能量流通比较健康的状态，这就是身体层面的联结达成了一个修复。除了身体的联结之外，我们还需要心智层面的联结。有人在练习瑜伽的时候感觉很好很舒服，可是练完回家后却一再与家人或者同事发生矛盾，或者依然觉得周围的环境令人不快。从瑜伽的角度看，这就是缺乏了瑜伽精神。在瑜伽馆的时候似乎感觉到了身体的联结状态，可回到家回到社会上这个联结就断了，在心意上断了，这是心智层面的断裂。所以，我们需要扩大对瑜伽联结的理解。瑜伽联结不只是身体层面的，还是心意层面的。而心意层面的联结最简单的就是需要学会处理好自己与自己、自己与他人的关系。心理学关心的就是处理自己与自己、自己与周围人的关系。心理学可以帮助你，教育学也可以帮助你。很多学科都可以帮助人们心意层次的联结。广义来讲，这些都是瑜伽的方式。心理咨询师会对一个气急败坏的人说"要慢慢呼吸"，这本身就是一个瑜伽的做法。瑜伽把呼吸当作至关重要的东西来看待。在传统的神话学里面，呼吸与世界的本源是一致的，希伯来的经典《圣经》中说，上帝在造人的时候吹了一口气，这口气就是生命。气断了，人就死了。如果气不畅或者很急速，就会影响到心意层面。所以，呼吸的调理隐含了身体和心意之间的关系，它们之间一个连接的方法就是呼吸。练习哈达瑜伽，教练会强调要配合呼吸。配合呼吸意味着身体和呼吸之间有一种内在的联系。练习深入之后，越感受呼吸就越觉得微妙。呼吸调理是让身体和心意之间建立一种内在的联系。呼吸不只是练习体位时与体位配合，冥想中同样需要呼吸的配合。一呼一吸不合理就会影响身体健康影响心意健全。庄子说"通天下者一气耳"，整个天下就是一股气。儒家亚圣孟子讲，一个人很健康、很健全，他肯定是有一股浩然之气，他的中气很旺盛。我们练瑜伽的时候有三个重要的脉：左脉、中脉、右脉，其中中脉最重要。

有一种说法讲打通中脉身体就会很好，因为中脉打通了气就顺畅了。所以气非常重要，气（生命之气）就是呼吸，就是生命。另外，食物和瑜伽的关系也非常密切，专门有瑜伽的饮食法。食物是能量提供者，本身也是能量。食物会影响心意，《薄伽梵歌》说，要吃合适的食物。所以，从哈达瑜伽的体位可以延伸到饮食，延伸到环境。环境不仅是物理的，也包括精神环境、社会环境。好的瑜伽馆会特别营造出好的环境，练瑜伽的效果可能就会好一些。另外还有大环境的问题，如果整个社会都非常关心人的生活品质，对瑜伽的发展就有正面的能量。所以，从食物到环境到体位到我们的心意，这些都是有关联的。物与心之间的联结是通过呼吸进行的。因此我一再强调，呼吸在瑜伽中非常非常重要。

瑜伽的方法有体位法、呼吸法以及更多的方法。不同的人可以实践不同的方法，比如可以修习曼陀罗（mantra）瑜伽，就是念诵。练习瑜伽时一开始可能会唱诵，如唱诵 OM 音。一般的唱诵效果不很明显，用心去唱诵、用心去聆听好的曼陀罗才会有非常好的效果，这对心灵的净化、身心的联结有特别重要的意义。此外还有一种央陀罗（yan-tra）瑜伽。央陀的图案是由三角形、正方形和圆圈重叠而形成的极为复杂的几何图形所构成。人们面对这样一个特别的图案在导师指导下进行冥想。还有一部分人练习灵能提升的昆达里尼瑜伽。这些都是瑜伽的方式。除此之外还有没有呢？还有。有一种瑜伽叫 karma yoga，即业瑜伽或者行动瑜伽。业瑜伽是一种生活瑜伽哲学，指导人们如何在这个繁忙的世界生活，它提供了一种瑜伽的生活态度，特别适合于那些大商人、资本家或者老板修习。也有人修习巴克提瑜伽，也就是虔信瑜伽或奉爱瑜伽，这跟信仰有一点关系，但它是一种瑜伽方式，是人和人格化的对象进行联结的方式。佛教净土宗念诵"阿弥陀佛"就是虔信瑜伽的联结方式。还有钵颠阇利《瑜伽经》中讲的胜王瑜伽，是印度传统的瑜伽，说白了就是修心的瑜伽。《瑜伽经》有一整套的修心方法，最重要的是开篇的话，即瑜伽就是调服、调节或控制我们的心意。心静了，世界就静了；心不静，这个世界就混乱了。一个人待在家里，心乱了，家就乱了。心能静下来，整个人就会静下来，生活就不会混乱。胜王瑜伽讲的是对人心进行控制的方法。有人说这个挺难的，要达到高境界当然是相当难的。此外，还有智慧瑜伽。《智慧瑜伽》（见我对商羯罗《自我知识》的翻译和释论）就是属于这个类型瑜伽的典籍。《瓦希斯塔瑜伽》又叫《摩诃罗摩衍那》，也是一本智慧瑜伽的书，很容易看也很好看，它通过很多故事、比喻讲清了瑜伽深奥的思想和哲学。这本书告诉我们甚至能够通过阅读这样的经典就能够觉悟，就能够从虚幻、摩耶的张力中摆脱出来，达到一种喜悦、自在、自由和智慧的境界。这里强调的是智慧瑜伽的道路，而我们最熟悉的还是前面讲到的哈达瑜伽。哈达瑜伽 20 世纪在西方得到了长足发展，现在在中国普遍流行的也是哈达瑜伽或者是哈达瑜伽的变种。今天很多人练习的阿斯汤加瑜伽就是哈达瑜伽的一种表达方式。高温瑜伽等也都是哈达瑜伽的变形或展示。根据需要，我们还可以创造厨房瑜伽、办公室瑜伽、孕妇瑜伽等等，这些都是通过调整哈达瑜伽的体位法而演化或改变出来的。这个变形可以不断地演化，但它们不能离开哈达瑜伽最基本的含义。

第四部分要讲瑜伽最终要把我们引到哪里去。《瑜伽经》里说，瑜伽有一个目标。不管哪种瑜伽它一定有一个目标。哈达瑜伽的目标在《哈达瑜伽之光》里就讲清楚了，即通过身体实现瑜伽的目标，其最高目标就是三摩地。三摩地是音译，这是一种很高的意识境界。但其实我们每个人每天都在经验着三摩地，只是不自知而已。人的深眠状态就是三摩地状态。睡眠分浅层的和深层的，深眠状态就是一种"三摩地"状态——可是一般人不承认这点。据说一个小时里有 15 分钟属于深眠状态。有一个叫室利·罗摩克里希那的印度圣人，他经常进入三摩地状态，但他自己不知道，醒来以后浅状态的东西可以讲讲，但在深度状态里他也不知道他处于何种状况。也有人说，达到三摩地状态后可能三天三夜就过去了。印度近代有一个圣人，瑜伽大师阿罗频多，他练瑜伽打坐，以为只有一天的时间，但醒过来时三天已经过去了。深眠状态是人的精力恢复、能量恢复，甚至很多疾病康复最重要的方式。睡眠状态不好，身体就不好。睡觉能治病在某种意义上是对的。所以要让自己有好的睡眠。甘地睡觉睡四个小时，佛陀睡四个小时，而且这四个小时不是躺着而是坐着睡。顺便讲一个好玩的故事。有一次甘地去英国访问时睡在伯明翰贵格会中心的房间里。这个房间是开放的，可以去住。有一个甘地的崇拜者一定要住在那个房间里，她要睡甘地睡过的床，并表示感觉好极了。但有人告诉我，事实上，甘地住的那个晚上根本就没睡觉，而是一直打坐。对于三摩地状态的理解，这里只谈了一般的说法，其实，我个人对三摩地的理解是有差别的。我认为，只要是自我觉醒的人，他就时时处在三摩地状态，不管他是吃是睡是坐是卧。如果入定几天不醒就算三摩地的话，那动物冬眠岂不就是高级三摩地了？我始终强调人的觉醒才是三摩地。

人需要联结，而瑜伽提供了不同的联结方式，智慧的、身体的、行动的、声音的、聆听的、绘画的，任何一种都是联结的方法。身心灵的完整联结是我们要达到的状态。佛经里讲了很多联结方法，其中观音菩萨是通过声音联结——念诵观音咒。聆听也是很好的联结方法，如果我讲你听或者你讲我听，沟通得非常好，不就是非常好的联结吗？我是一个生命，你是一个生命，两个生命之间敞开、交流、展开，这个时候我们就进入了瑜伽的真理之中。"真理"是什么意思？学过物理化学的人可能会说，真理就是对一个事物或事情的认识符合那个事物或事情本身。但是在经典中，说克里希那是真理、佛陀是真理、耶稣是真理，或者说一个圣人是真理的时候，这个真理不是科学的真理，虽然同样使用了"真理"这个词。真理最初的意思是"敞开"，就是说一个生命展开，没有障碍地与这个世界完全相融。所以一个真实的生命处于敞开的状态，就是真理。释迦牟尼觉悟到他和这个世界有充分的联结，他的生命是净化的、纯粹的，所以我们说佛陀是真理。耶稣是完美的，他的生命是敞开的，他能够帮助任何人，我们说耶稣是真理。《老子》是完美的，通过学《老子》达到一种沟通，让这种完美、真实体现出来，这个时候我们说《老子》也是真理。可见这个真理是和人真实的没有被扭曲的状态有关。真理是不被扭曲的生命状态，这是真理最初的含义。亚里士多德之后，真理的含义发展为人对自然对社会的认识上的一致性。尽管我们用的是同一个词，但这个真理已经不是最初的那个真理了。钵颠阇利是一个瑜伽师，他用自己的生命去印证、实践瑜伽，把真实的东西用文字展示出来，表达为一种敞开的状态，钵颠阇利就作为一个真理展示了出来。联结，在某种程度上意味着我们的生命处在一个敞开的状态，让我们活出自己的生命。我们原来的生命已经被很多东西遮盖了、叠置了，通过身体的、心意的、心灵的联结，我们生命的遮盖（摩耶）被拨开，就如天空的乌云被风吹散，恢复了它的明亮，就如同原本黑暗的房间，拉开灯，房间就亮了。瑜伽意味着让我们变得真实，让我们的生命还原为生命本身，让我们人成为真

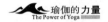
人，让生命回到它原本应有的尊严，实现生命本身应有的状态，回到生命的原本。禅学中讲的回到生命的本来风光，就是回到生命本来的状态。生命在身体层面变得真实意味着健康；心意变得真实意味着我们看世界看得清楚，对自己、对周围的人、对客观世界看得清楚，这就是"认识你自己"。从瑜伽角度看，苏格拉底是智慧瑜伽师，耶稣也是智慧瑜伽师，《多马福音》讲的就是智慧瑜伽的思想。中国宋明时代的思想家张载，我们也可以称他为智慧瑜伽师，而王阳明是行动瑜伽兼具智慧瑜伽。甘地是行动瑜伽，同时也具有很高深的胜王瑜伽功底，他的禅定功夫深得很。他们都不属于单一的一种瑜伽，而是多面的。我们可以通过瑜伽的视角理解这个世界，不同的文化在不同程度上都和瑜伽相关。通过不同的方式让生命变得真实，这就是瑜伽要实现的目标，即让人成为人，让人从不真实变得真实，让小写之人变成大写之人，让一个处在蒙蔽状态的人变成清醒状态的人，让不会游泳的人变成会游泳的人，让不会骑车的人变成会骑车的人，让石墨变成金刚石。瑜伽是人的生命质量从低到高的锻炼方式。石墨与金刚石都是碳元素，为什么石墨如此软而金刚石如此坚硬？这是因为分子排列的结构不同。生命的质量原本就是金刚石。从不会游泳到会游泳就是生命质量的改变。表面上看，会游泳的人和不会游泳的人没有什么区别，但推到江里，不会游泳的人会淹死而会游泳的人不会，这就是差别。佛家讲这个世界如苦海，《心经》在最后讲的是"到彼岸去，到彼岸去"，指的是人能够不被这个世界的钱、权、财等烦恼奴役，这些只是人的附属而不是主人。瑜伽就是要让我们成为这些附属之物的主人。人生就是在世界这个大海里以不同的方式游泳。同样一个世界，会游泳的人就能游到对岸去。生命的过程就是由此岸到彼岸。当然，觉悟了就没有此岸与彼岸之分。希望我们大家在这个海洋里游得优雅、从容、自在。

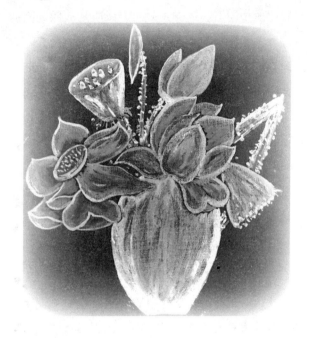

时间的瓶子，

开出纯洁的莲花，

倾倒出丰满的宇宙。

这花怎么开也开不完，

这宇宙怎么倒也倒不尽。

———《时间瓶子》（图文 灵海）

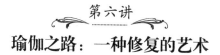

第六讲

瑜伽之路：一种修复的艺术

这一讲，要讲的是瑜伽之路。

瑜伽究竟是什么？可能每个人的心里都有一个答案。由于受教育不同、阅读不同、交流不同，人们对瑜伽的理解也不同。在很多人那里，瑜伽主要是一种体位运动，就跟体育运动一样。但事实上瑜伽不止体位这么简单。所以我要对什么是瑜伽进行解说。我所讲的是一个大瑜伽的概念，分四部分：第一，瑜伽传达的信息是永恒的，eternal message to the world，瑜伽提供给了我们具有持久魅力的信息；第二，瑜伽提供了探索和解决生存困境的方式；第三，在这个浮躁的时代，瑜伽为我们提供了

115

解决身体、心智、精神——身心灵三个维度问题的方法和道路；第四，瑜伽提供了整体的方案和道路，它要达到的是身心灵整体的健康和生命的完善。希望我的解说能带给大家对瑜伽的新的认识和理解。

瑜伽带给世界的信息超越了时间、空间，是持久、永恒的信息，它来自经典，经典来自修行瑜伽的人。瑜伽经典几乎都是瑜伽行者在高度觉悟的状态（禅定状态）下或者经过长期恒久的实践后流传下来的经验。印度从古代到现代一直都有很多修持方法，瑜伽修持是其中非常重要的一种。释迦牟尼佛也修习瑜伽。到了近代，瑜伽衍生出了多种类型。经过长期的实践，瑜伽形成了看得见和看不见的传承系统。早在《瑜伽经》之前，《奥义书》中已有若干瑜伽的内容。《羯陀奥义书》把奥义知识理解为"完整的瑜伽法"。《白净识者奥义书》中描述了修炼瑜伽合适的环境以及通过控制身体和心意来认知梵而达到梵我合一的瑜伽境界——"有身者认清自我的本质，就达到了目标，获得自由"。而

《弥勒奥义书》也将瑜伽作为达至"梵我合一"的方法，并将瑜伽分为六支，即调息、制感、冥想、专注、思辨和禅定。除《瑜伽经》外，还有很多瑜伽的经典，《哈达瑜伽之光》也是其中重要的一部。

瑜伽信息的源泉源自不可言说或终究不能给出定论的东西。瑜伽提供的永恒信息是什么？这永恒的信息是整合有机的、实践有效的、宇宙一体的联结的信息。人只是众多生命形式中的一种，所有的生命所有的存在——可见的、不可见的，我们已知的、未知的，最终都是相连的，在存在上整合相融的。瑜伽就是让这个生命存在与所有的生命存在、宇宙存在能够相整合相联结的一种方式。瑜伽的信息就是联结和整合。

那么，又是什么和什么的整合联结呢？最初的是自己和自我（印度人将这个自我称为吉瓦，也就是个体的生命存在，小我，个体灵魂）与宇宙终极的存在（阿特曼，或大我、本我、自我）之间的整合和联结。母亲与孩子的生命本是一体，小孩子出生以后与母亲的身体联结就断开了。之后，母亲与孩子的关系是通过血缘、家庭、情感、法律来联结了。我们个体的生命与宇宙看不见的生命存在之间联结的断裂，就类似于孩子与母亲的联结在孩子出生后的断裂。这种联结体现在母子之间，也体现在人们与土地、地球、自然的关系之间。地球、宇宙是我们的母亲，这是一种深度的联结。如果我们能够感受到生命与坚实的大地、与广博的地球、与浩渺的宇宙的一体感，我们的认知、心和生命就会发生改变。这是瑜伽延伸出来的信息。

瑜伽的整合联结是身心灵三个维度的。首先是身体的维度。如小孩子与母亲。人出生以后作为一个独立的个体生命，在这个地球上、这个城市中生活，需要有一种根的关联。我们时刻需要呼吸、需要空气，这是能量的联结。我们每天要吃东西，需要能量的供应，这也是非常重要的联结。所以，练习瑜伽也包含了科学合理的呼吸和饮食。不练瑜伽的人，他们同样需要合理的联结方式。身体与这个世界联结，就意味着需要有科学的生活方式、合理的养生方式以及合理的锻炼方式，要让身体不至于遭到破坏。有本书上写，每天练习瑜伽6个小时，睡眠6个小时，工作12个小时。我认为这不是完美的瑜伽。瑜伽是生活中的，不是与练习与睡眠与工作割裂开来的。如果你只是每天练习几个小时的瑜伽，而在日常工作中却丢弃瑜伽，那么你的状态就不是瑜伽的状态。你的瑜伽与跑步锻炼与踢球运动与体操没有什么两样了。

第二个维度是智性层面的。我们需要对世界有清楚的认识和健康的态度。我们要正确地认识自己、认识社会、认识自然，更深层的是要对内在自我有正确的认识。古希腊哲人苏格拉底说"认识你自己"，到哪里去认识自己？如何认识自己呢？你的衣服是不是你自己？衣服可以换，一定不是你。财富、名声、地位是你吗？名利、财富、社会地位以及家庭关系伴随着你的生命，但它们是流动变化的，它们跟随你但不是你的生命本身，它们不是你，你也不是它们的奴隶。瑜伽试图让你对世界有一个新看法，让你对自己有新的整合的认识。整合不偏意味着不会丢失人的意义，不会变成某种易变、易腐之物的奴隶，不会变成某人的奴隶也不会变成你自己的奴隶。这样，你就会成为一个有自我尊严的、自主自在的生命。

第三个层面的联结是精神的。有人智商很高，很聪明，但是情商不高，不能很好地与人相处。情商有个体情商，主要处理个人间的关系；还有社会情商，主要处理社会关系，如管理一个企业。除了智商和情商，还有灵商，即个体生命与宇宙、与内在自我之间达成的密切度。灵商是人赖以安身立命的东西。古代一些大人物的灵商非常高，比如释迦牟尼佛、六祖慧能。慧能的情商高不高不好判断，但其灵商显然非常高。当个体生命与宇宙、与内在自我之间的密切度很高的时候，孤独感、虚无感就不可能出现了，此时生活的世界是圆满的、光明的。他是喜悦的。这种圆融的境界，用我们中国人的说法就是"天人合一"；用印度人的说法就是"梵我合一"。瑜伽最重要的是达成这个圆融的境界。

从身体的联结到心智的联结，到精神的、灵性的联结这三者构成一个有机体的整合，是真正完美的整合联结。这就是瑜伽给我们提供的身心灵的整体信息。我们可以在不同的层面上去锻炼去修持，去生活去实践。

大瑜伽概念第二部分是：瑜伽提供了一种探索、解决生存困境的方式或途径。不同文化都有对我们当下的这个时代的比较不好的描述。有人说，当下是卡利年代、末法时代、最堕落的年代，是末世。其实，用瑜伽的话说就是当下这个时代充满了断裂。母和子之间缺乏联结，人和自然之间缺乏联结，人和内在自我之间缺乏联结，社会出现断裂的状态。断裂意味着生命的游荡和飘忽。我写过一本书，书名叫《在不确定的尘世》。我们很多人感到迷茫、无聊、空虚、孤独、无依无靠、不确定、不稳妥、漂浮着，我们对这个世界不放心。这是很悲观的情绪。断裂导致人们感到生命短暂和有限，对生活充满恐惧，恐惧生老病死也恐惧孤独寂寞。人过了40岁以后，即使发生一些很小的事情，或者看到周围发生想不到的事情，或者自己生病时，就可能会产生断裂感，并引发很多思考。人际关系发生张力、计划中的事情不顺，这时也会产生断裂感。因为人此时正处在断裂的状态中。这是我们都能体验到的感觉。这种体验在古代印度有很多描述，在20世纪的哲学家那里也有很多描述。德国有名的大哲学家萨特、海德格尔等的"存在主义"就是对人的边缘状态的一种描述和反思。瑜伽告诉我们，我们的身心处在断裂的状态，瑜伽就是要修复这种断裂，修复人与自己、人与他人、人与世界的关系。身体上的断裂要修复，心智上的断裂要修复，人与内在自我的断裂要修复。断裂的修复就是瑜伽，瑜伽的路就意味着生命要恢复到原来的状态、恢复到真实的状态，回复到丰富喜悦的状态。瑜伽是修复的艺术。

接下来要讲的是，瑜伽提供的修复身心灵的道路和方法。瑜伽提供的修复艺术修复方法很多，具体的有胜王瑜伽、行动瑜伽、智慧瑜伽、虔信瑜伽、哈达瑜伽、昆达利尼瑜伽、曼陀罗瑜伽、央陀罗瑜伽等。各种瑜伽之间并不排斥，都可以学。我个人比较喜欢、关注智慧瑜伽的方面，对其他的瑜伽也保持开放的态度。在各种瑜伽中，哈达瑜伽无疑是最广为人知的，艾扬格瑜伽、阿斯汤加瑜伽等全都是哈达瑜伽的现代表达方式，它们的根来自哈达瑜伽。高温瑜伽、孕妇瑜伽等是针对某类特定人群的，是哈达瑜伽的具体应用。总是被人误解的哈达瑜伽最终与胜王瑜伽连在一起。哈达瑜伽的巅峰是胜王瑜伽，不再只停留在体位和呼吸上。需要引起我们足够注意的是，哈达瑜伽不是身体的瑜伽，而是通过身体的瑜伽，其中有重要的区别。哈达瑜伽是通过身体（体位、呼吸）锻炼，使心意平静，它把身体作为达到目的的中介而不是目的本身。尽管身体的练习是哈达的基础，但哈达瑜伽不仅仅是身体体位的运动。哈达瑜伽是通过身体达到瑜伽整合联结的目标和目的。需要补充的是：瑜伽是过程的、生成的，瑜伽的整合联结是动态的。相信大家一定都听过"买椟还珠"的故事。希望我们瑜伽行者既会欣赏诱人的"椟"，更能收获那宝贵的"珠"。

瑜伽的路有多条。《瑜伽经》第一章讲什么是瑜伽以及瑜伽的目标，第二章讲瑜伽的修持。这两章特别重要。瑜伽是对心意的调整和控制，也就是说，瑜伽的一切都是围绕着心意展开的，围绕着如何让心意在这个纷繁复杂的世界里得到平静，让心意不会如猴子般时时窜动而展开的。在某种程度上，瑜伽是心学，它通过身体体位和呼吸对心意进行调整，是调心的学问。瑜伽提供了很多具体的方法。比如《瑜伽经》第 1 章第 33 节讲的通过培养人的德性进行调心。整天想害人的人，心的波动会比较厉害。小偷心跳不稳，反应在眼神上就是目光游移不定。所以，调整人心最基本的是修德。为人不做亏心事，半夜不怕鬼敲门。不做坏事，心就比较坦然。还有第 1 章第 34 节讲的呼吸法。呼吸对人的身体、心意甚至心灵的影响非常大。呼吸与风这一元素有关。《大林间奥义书》中说，风既是个体也是总体。也就是说，呼吸既是个体的，也是整个宇宙的。呼吸是生命，既是个体的生命，也是宇宙的生命。当你呼吸时，风在宇宙中穿行；当你住气时，风也在宇宙中交汇。一切都是风中的，一切都是呼吸中的。瑜伽之所以强调呼吸的重要性，就是源于这种宇宙的信仰。大家在瑜伽经典中经常看到的一个梵文词"atman"（阿特曼），这个词的原意就是呼吸或生命气息，在瑜伽中又被理解为自我。古代希伯来的《圣经》讲，上帝造人时吹了一口气，人就有了生命。呼吸就是生命，呼吸的调理就意味着生命的调理。第35节讲了心意专注之后的特别感受，而此特别的感觉会让心意更加专注。就好像老师的鼓励会对学生产生特别的作用——学生会因此更加用功。冥想、聆听或唱诵曼陀罗等也是让心意专注、平静的方法。瑜伽有很多专注心意的方法，《瑜伽经》中就谈了七种。在练瑜伽所到达的高峰体验中，包括一种自内心中流出的喜悦感。这种高峰体验对练习瑜伽特别重要。曾经有人高兴地告诉我说，通过唱诵曼陀罗他体验到了这种弥漫的喜悦，这种喜悦让他对瑜伽产生了感情。还有位学生，她喜画曼荼罗，绘画曼荼罗的时候，她特别的专注，强烈感受到与宇宙的联结和参与宇宙节律的喜悦。这种喜悦的联结，诗意的表达就是，一滴水融入了大海，一只鸟回到了森林，喜悦、自由、奔放。

大瑜伽概念第四部分是：瑜伽是整体的、是身心灵整体的安顿。瑜伽有这么好的信息，能够提供众多的方法，让我们去修复各种断裂。修复的结果就是让我们得到身的安顿、心的安顿和灵的安顿。身心灵整体的安顿使人成为大写的人，成为有尊严、有自信、有内在强大自我、对世界充满爱的人，成为一个洞察世界真相、对世界负责任的人，而不是奴隶，不是异化的人。这样的人是真正的大写的人。

练习瑜伽就像学习游泳，练习成功了就相当于游泳学会了，把你推到水里时你不会溺水，可以自救还可以救人。在练习瑜伽的进程中，我们要时时检验自己是不是已经学会了"游泳"。每一个人都有不同的状态，瑜伽的检验就是看你的身体有没有改善，心智有没有改善，精神有没有改善，身心灵有没有整体的改善。身心灵有了明显的变化，原来的断裂态改变了，那么瑜伽就练习成功了。

　　希望大家做太阳，太阳不会被看者灼伤；或者做那回归大海的水，永不会被蒸发。只有这样，才算真正走在了瑜伽的路上。

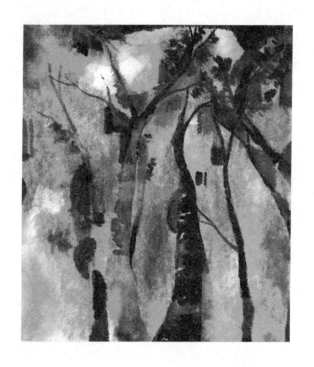

流逝的水，穿越大地，

回家的心，漫游山间。

森林，曾经的瑜伽家园。

——《森林：瑜伽家园》（图文 杨静静）

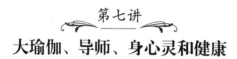

第七讲

大瑜伽、导师、身心灵和健康

这一讲的内容，主要涵括以下三个部分：第一部分阐释"大瑜伽"这一观念，瑜伽在当代社会需要有一些符合当代人生存状况的转变。第二部分谈谈瑜伽的整体性。瑜伽原有的、整合的含义是身心灵三个方面的联结。瑜伽不只是身体的联结，还需要与自我、周围、世界、宇宙、自然，与内在、最高的自我有一种更高层面的联结。第三部分讲讲联结可能出现的不同层面的中断。比如生了重病死了，呼吸、能量、消化系统等等全部消失，瑜伽的联结从身体角度来讲就中断了。反之，简单的体位如我们每天走路的方式，在某种程度上都是瑜伽的体现。事实上，只要人活着就一定会有联结，只是有强有弱。所以，我们也会讲讲瑜伽联结的淡化弱化、瑜伽联结的强化以及瑜伽联结的修复。治疗亚健康、练习瑜伽都是从身体层面修复联结。而从心理层面进行调适，或者通过阅读瑜伽典籍来进行自我调理，则是对身心灵的整体修复。瑜伽从它原始的含义发展到大瑜伽的观念，涉及身体、心意以及人的精神灵性这三个维度。瑜伽的联结也要关联到这三个维度。不管是哪个层面的联结都可能出现中断，而中断就意味着不同层面的毁灭。心意、情绪方面出现断裂就意味着人的毁灭，因为精神上彻底断裂了，人就不会认为活着是有意义的，也感觉不到生命意义的真正所在。身心灵的联结事实上一直存在着，只是人们在现实中可能没有有意识地加以关注。所以，我会谈到瑜伽联结的弱化或淡化的问题。联结弱化了、淡化了，这时我们就要去修复身心灵。瑜伽可以帮助我们恢复我们本有的身心灵三个层面的联结。

　　一般讲的瑜伽是狭义的瑜伽，也就是今天人们练习的体位。古人也讲狭义瑜伽，可是古代人所讲的狭义瑜伽与今人所讲的狭义瑜伽不是一个概念。释迦牟尼佛之前，甚至公元 6、7 世纪之前，人们并不强调也不太关注体位。即便到了 20 世纪初，印度的许多圣人也仍不关心体位。关于辨喜有一个小故事。瑜伽师辨喜是第一个重要的去了美国的印度人，他于 1893 年到达美国，并把瑜伽带到了西方。之后，他又到了英国、法国、意大利等国家宣讲瑜伽。但辨喜宣扬的瑜伽却几乎没有体位的内容。这让人很吃惊。辨喜的瑜伽是什么瑜伽？他写过很多瑜伽方面的书，还阐释了《瑜伽经》，但阐释时也没有关注体位。辨喜讲的主要是瑜伽哲学思想，最多涉及了调息，且是最简单的调息法。这就是瑜伽传到西方初期时人们所见到的瑜伽师和瑜伽。为什么辨喜不强调体位呢？印度是一个种姓社会，辨喜是属于种姓高层的刹帝利阶层。在辨喜的时代，印度已有很多人练习体位瑜伽，但多是处在社会底层的人，甚至是乞丐。他们在路边做一些很复杂很艰难一般人根本不能做的动作，以此博得同情获得施舍。作为上层人士的辨喜，可能不愿意也不可能与乞丐做同样的事情。在印度传统中，瑜伽的最初含义是个体的自我与印度人所讲的神，或者换成哲学的术语说，就是个体自我与宇宙的终极（梵）联结、整合，有些类似于我们中国人讲的天人合一。这可以说是奥义书时代的瑜伽。这个联结是个体有限的自我与宇宙自我的联结，这就是辨喜讲的瑜伽，这不是强调体位的瑜伽，也没有今天所讲的瑜伽那么复杂，也并不是适合所有人去修练，这样的瑜伽只是为那些修行者服务的。但如果瑜伽只是为成为圣人而进行的修行，那就不可能走到大众的层面，也不可能有那么多人去练习瑜伽了。

以上讲的狭义的印度古代瑜伽与狭义的现代瑜伽显然不是一个意思。今天狭义的瑜伽就是一个体位法，这是一个大众的概念。狭义的印度古代瑜伽是一种神秘的修行，追求人与梵的合一。

历史上不同时期狭义瑜伽的含义也不一样。《薄伽梵歌》扩展了瑜伽的含义，把业瑜伽即行动瑜伽放进去了，也把智慧瑜伽、巴克提瑜伽放进去

了。巴克提瑜伽就是奉爱瑜伽或虔信瑜伽。在 15
世纪的印度，一个被认为是神的化身（阿瓦塔）的
人——采坦尼耶——出现了，他宣扬奉爱，认为虔
诚地爱神就可以获得解脱，掀起了一场爱神的运
动，称为虔信瑜伽。这种瑜伽有一种宗教化的特
征。中国佛教中的净土宗，某种程度上也是虔信瑜
伽的一种方式。扩展开来，今天的犹太教、基督
教、伊斯兰教等爱神的教派，某种程度上都是类似
虔信瑜伽的一种表达。行动瑜伽是一种生活哲学。
不同时代的人们对不同的瑜伽有不同程度的侧重。
今天我们关注的主要是身体层面的瑜伽，这个瑜伽
的联结主要是身体的联结，很多时候不是精神的。
西方流行的瑜伽特别强调的也是身体层面的，其他
层面很少去关心。现在的瑜伽馆显然也更关注身体
层面，瑜伽已非古老传统的瑜伽。目前，中国瑜伽
界的主流、国际瑜伽界主流的着重点都是在身体层
面。这是事实。慢慢地，人们可能会觉得只有身体
层面的联结是不够的，尤其是现代人在不确定的尘
世上更有一种心灵的诉求，他们不满足于只是生物

学上的联结或仅仅是身体锻炼这么简单的瑜伽。这个时候就需要改变。今天我把瑜伽的观念进行了扩展，称之为"大瑜伽"，它包含了行动瑜伽、智慧瑜伽、虔信瑜伽或奉爱瑜伽、哈达瑜伽、曼陀罗瑜伽等。这些都属于瑜伽，它们彼此间并不冲突，我们可以学多种瑜伽。哈达瑜伽到现代出现了多种形式，有艾扬格瑜伽、比克拉姆热瑜伽、悉瓦南达瑜伽、流瑜伽、整合瑜伽、阴瑜伽、活力瑜伽、阿南达瑜伽、维尼瑜伽、霎哈嘉瑜伽、克利帕鲁瑜伽、吉瓦穆提瑜伽。众多哈达瑜伽变体适应了不同人群的需要，提供给人们更多的选择性。还有些瑜伽是针对特定的环境及人群来展开的，如办公室瑜伽、孕妇瑜伽等。也许有人会问，这个瑜伽好还是那个瑜伽好？这需要观察、分析。我个人认为瑜伽没有好不好，只有合适不合适。

瑜伽在当代需要发展，需要与当代人、当代环境甚至不同种族、民族联结，需要更加适应社会的发展。我们可以从历史的角度归纳一下瑜伽已经发生了的多重变化：

第一个变化是瑜伽已经由传统出世的瑜伽转变为今天入世的瑜伽。修习瑜伽最初是为了脱离这个凡尘俗世。《摩诃婆罗多》《薄伽梵往事书》中有很多故事讲一些当了多年皇帝的人离开皇宫、离开家庭到森林里去居住，他们和动物一起生活，最后就消失了。因为衣衫褴褛形同乞丐，路人向他们扔石头，羞辱他们，但他们也能承受，因为他们什么都放下了。今天的人们显然不会去学习这样的瑜伽了。今天的瑜伽更多是立足于当下现实甚至是立足于城市生活的，它教导人们更好地融入、净化这个世界，已经与那个弃世主义的传统瑜伽完全不同了。同样，以前的佛教非常出世，如今的佛教则非常入世，很多人倡导人间佛教、参与性佛教。这在以前是难以想象的。瑜伽也是如此。但越来越世俗化就可能会过了头。不入世又是不行的，不入世很快就会在人们生活中消失掉，更谈不上得到发展。很多瑜伽经典都有非常出世的内容，能跟着去学吗？绝大部分人是不能跟着学的，因为其不具普遍性。古代的人出世很正常，那时瑜伽人的生活就是这么安排的。随着人们生活的改变，瑜伽由出世转变为入世。

第二个变化是瑜伽已经从传统精英的瑜伽转变成了今天大众的瑜伽。传统的瑜伽往往是婆罗门、刹帝利在修习，他们修习瑜伽是很平常的。传统瑜伽具有精英主义的特色，而今天的瑜伽则是面向整个社会的。这是一个很大的改变。16世纪就已出现了哈达瑜伽，但只有极少数的人在练习它的体位法。到了当代，体位法在印度开始像体育运动一样普及了。但历史上不同时期它的普及性程度与今天的也是相当不同的。有人告诉我，即使现在，印度整天练体位的人也不那么普遍，瑜伽馆可能还没有西方或中国多。这可能让人很吃惊。艾扬格曾说过这样一句话：有一天瑜伽中心去了中国也没什么好奇怪的，就如佛教去了中国。印度也出了很多瑜伽的书、CD等，但并不一定是为印度人而出的，而是为西方人为某一类人服务的。显然，瑜伽最大的发展空间不在印度，而在中国、在西方、在世界的其他各地。瑜伽这朵花不仅开在家里更是香在外面。瑜伽从精英化走上大众化的层面有一个入口，但显然不是哲学。如果我今天讲《智慧瑜伽》这本书的内容，听众可能就寥寥无几，因为这需要听众有很深的哲学功底，需要听众对哲学或智慧的思考有兴趣，它并不适合普罗大众。精英主义的瑜伽不适合大众的实践。奉爱宗能够发展就是因为它并不需要深奥的理论功底。中国的净土宗能够流行就是因为它对智慧的要求不是很高，跟着做、跟着念就可以了。大众化意味着一定要有它展开的方法。观音法门是针对众生的，针对众生就要充分了解到众生根器的差别。从神秘的角度看，瑜伽本身突出了哈达这个维度，是因为它在全球的扩展中具有不可言说的力量或奥秘在里面。通过哈达瑜伽，瑜伽走遍了全球。辨喜的哲学与智慧瑜伽，在美国以及其他国家也有道院但难以真正展开。中国的唐玄奘发展了唯识宗，但普及开来了吗？他翻译了那么多经典，但他开宗开派的部分却传不下去。因为老百姓跟不上。我今天如果讲智慧瑜伽，也可能就把听众赶跑了。所以，智慧瑜伽在某种程度上是精英主义的，传统上婆罗门发展起来的瑜伽都是精英主义的、深奥的、没有考虑社会大众需要的。瑜伽出现的转向，其中一个就是沿着哈达瑜伽的道路走遍了全球。这有没有意义呢？非常有意义。

第三个变化是从狭义的瑜伽观念走向了整体的瑜伽观念。人们越来越认识到瑜伽只有体位是不够的，越来越多的人开始反省：我们需要有更新，需要重新回归更加完整的瑜伽。在练习哈达瑜伽的同时，也要学习一点行动瑜伽、智慧瑜伽，学一点瑜伽的生活方式，甚至尝试学一点曼陀罗瑜伽。瑜伽需要整体的进入。在我接触的一些印度教练中，他们早就意识到了这个问题。他们中有人说中国的瑜伽不是瑜伽，他们也批评西方的瑜伽不是瑜伽，说瑜伽被搞坏了。我说不一定搞坏了，而是说瑜伽走出去可能需要这种形式，需要有这样一个逐渐发展的过程。西方的瑜伽也在发展。我在英国的一个修道院里看到一本发行量非常大的瑜伽杂志，里面有对一个很有名的瑜伽教练的采访。这位教练简单讲了瑜伽在西方发展的历史，指出现在哈达瑜伽特别突出，但也出现了很多问题。她说，我现在已经充分意识到不能只有哈达瑜伽，要发展一个完整的瑜伽，包括哈达瑜伽本身的完整。哈达瑜伽本身的完整是什么？《哈达瑜伽之光》这本书里写了哈达瑜伽的四个部分：第一个部分讲的是体位法，现在很多瑜伽馆特别强调体位法。第二部分讲的是呼吸法。第三部分讲的是身印。第四部分已经进入昆达里尼层面，有谛听密音、三摩地的内容。书里所讲的哈达瑜伽是一个完整的东西。但现在的哈达瑜伽强调的多是前两个部分，即体位和呼吸。所以那名教练说即使是对哈达瑜伽本身，也要开始强调整体的东西。除哈达瑜伽外，我们要发展包容性更大的瑜伽体系，比如说智慧瑜伽、行动瑜伽、曼陀罗瑜伽等等。这是一个整体主义的瑜伽发展。

第四个变化是，传统瑜伽是一种排斥人的感性、感官的消极的瑜伽，现代瑜伽则是肯定的，是对感性、感官的超越。我们要吃、要喝，但不只是吃喝，还要从感性的层面走出来，不能成为感性和感官的奴隶，而要成为主人。这个转变非常重要。

如果不转变过来，就会与这个社会断裂，排斥社会或者被社会排斥。我们在阅读瑜伽典籍时，心中要有这样一个意识：瑜伽是要让我们得到身心灵的联结。传统的联结主要通过否定的方式，现在则是通过肯定和超越的方式。因为这个时代已经发生变化了。奉爱宗对丰盛大餐有一种解释说，用于献祭的饭会变得非常好吃！这不就是对感官的肯定吗？但还要超越，不能执著于感官。肯定感官但不要成为感官的奴隶，这是瑜伽适应当代社会的变化。

以上讲了瑜伽已经发生了的重大变化，我们再概括一下。瑜伽的文化和瑜伽的表达在 21 世纪已经发生了四个方面的改变，从出世走向入世、从精英走向大众、从狭义的瑜伽慢慢走向广义的或者说宽泛的整体的大瑜伽、从排斥感官走向对感官的承认及超越。这些变化需要去认真观察，要弄明白这些变化的原因。

现在讲第二部分，瑜伽联结主要是身心灵的联结。身体的联结似乎很好理解，但细究起来到底是通过什么在联结呢？身体联结到哪里去呢？手脚拉伸就能联结了吗？什么跟什么联结起来了呢？有人说，原来我身体不够健康，现在通过拉伸，像做体育运动一样就变得健康了，这就是联结了。这个联结也没什么不对。有人通过瑜伽美容了，这也是联结。在各种不同的概念中，联结有不同的含义。只要是合理的锻炼，就一定给人以帮助，让人的身体得到舒缓变得比较好，让人获得一种身体或心理的康复。瑜伽的作用用理性的语言完全可以说得清清楚楚，可以看得见摸得着，是实实在在的。如果我开瑜伽馆，我会与参加瑜伽锻炼的人进行私谈，询问他们想达到什么目的，然后再收费。因为有的人到瑜伽馆练瑜伽，他想达到的目的与瑜伽馆提供的练习之间会有差异。对于他想达到什么、这里能提供什么进行非常明确的沟通以后，他交费才会交得明明白白，心里才会高高兴兴。曾经有个苦行僧跟随释迦牟尼修行，他每天坐在森林里思考宇宙是有限的还是无限的、人的灵魂存不存在、人觉悟以后到哪里去了这样的问题。修行了很长时间后他仍然没有感觉，就向释迦牟尼讨教这些问题。释迦牟尼

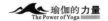

一概不予回答。这苦行僧就说，如果佛陀不回答就不跟随佛陀修行了。佛陀说，你跟我修行前，我没有承诺要回答你这些问题，你来要解决的是人生的烦恼，不是世界有限无限人死了到哪里去的问题，对这些问题我保持沉默。为什么佛陀不回答这些问题？佛陀说，如果我回答了这些问题，会影响他的方向和目标。一个人到瑜伽馆里来，如果说他的目的就是减肥或者美容，那教练有必要找到好的方法帮助他达到目的，而且还要针对他的目标改变一些体位法，因为有一些体位并不适合所有人。比如那个人本来就很瘦，如果做减肥的体位可能会变得更瘦。不同的体位有不同的功能，教练要进行个体化的设计，使这些体位能够产生效果。如果目标冲突的人一起练相同的动作，可能就会没有效果，使人觉得他的钱白交了。所以，瑜伽馆要为不同的群体提供相应的练习方法。如果有人来瑜伽馆是寻求解脱，那就可能达不到目标，因为这里没有灵性导师，不能提供让人获得觉悟解脱的方法，只能推荐他到合适的地方去。有人见过法师，见过牧师，也去过清真寺，但都没有得到解脱，于是来到瑜伽馆，可也不能得到解脱。所以，瑜伽馆要弄清楚客户的个性及目标。如果无法帮助客户完成目标，那还是建议他去其他地方比较好。这样才会有利于瑜伽馆能量的聚集。刚才讲到的身体联结、心意联结、精神灵性的联结在瑜伽中都是存在的，只是一般的瑜伽馆很少会涉及灵性的联结。如果你非常喜欢钵颠阇利，一直在研读他的《瑜伽经》，这本书本身就成了你的导师。你一边练钵颠阇利的瑜伽，一边学习他的生活方式，又碰到了瑜伽馆里好的老师，但这个老师不是你的灵性导师，他只是指导老师，真正的导师是那本经典。今天看来，经典在很多情况下都是相当靠谱的导师。

我曾经思考过这样的问题：谁是我们真正的导师？导师有很多层面，最广泛的层面是万物为师。个人的经历和经验就是老师，生活本身就是最高的老师。生活不断指导我们、教导我们。但很多时候也让我们很狼狈。有人生活很美好，他觉得生活这个导师很好；有人生活很悲惨，觉得生活这个导师

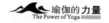
非常糟糕。日常生活的点点滴滴，个人的各种阅历、各种经验、各种交往，不管是朋友还是敌人、爱你的还是不爱你的，不管是有利益纠葛的还是没有利益纠葛的，也不管是认识的还是不认识的，所有一切都能够从不同的维度帮助我们成长。人，就是在这个世间修行，修行在人间。所以，生活本身就是老师，只是很多时候我们没有意识到。生活每天在教导我们成长，可我们不承认这个老师。我们承认的是幼儿园的老师，小学的老师，高中、大学甚至更高学府的很多老师。除了这些教授我们各种知识的老师以外，还有一种精神的导师，虽然很多人没有精神导师。过去我们说"伟大的导师"，导师是谁？有人说是马克思，马克思是我们的精神导师（spiritual teacher）。马克思对很多人来说就是大写的 TEACHER，大写的 MASTER，就是古鲁，就是伟大的导师。孔子在中国文化里就是儒生的精神导师，被称为"夫子"，夫子就是 teacher。西方称耶稣为"拉比"，就是导师，耶稣就是那些信他的人的古鲁。西藏的上师，也就是 spiritual

master，精神导师。到了印度，古鲁就是精神的导师。精神导师存在于不同文化甚至世俗文化中。流行歌星麦当娜的歌迷可能就视麦当娜为精神导师。一类人有一类人的导师、精神支柱。

瑜伽馆里有什么老师呢？教练教导你练习，他是你的老师。经典也是你的老师，经典是那些古鲁写下来的。古鲁见不到了，但他的文字还在。你心中的良知、良心或者说不会欺骗的内在自我，所谓真真正正、实实在在的那个自我，在看着你自己，也是你的老师，他有"观"的能力。当你放下私心杂念静观自心时，就像一位儒学大师讲的"万物静观皆自得"，是非、得失、荣辱，这一切都在你眼前显现，你就可以正确判断了。内在的老师就是内在的智慧之师。还有一种看不见却在无形之中渗透在我们中间的老师，那就是与别人的沟通与交流。两个人在沟通对话相互交流时，彼此了解、学习了新东西，因为沟通交流本身会把我们的知性带进去，把我们的爱心情感带进去，在沟通与交流的过程中，我们的知识就会出现，我们的身心会发生改变。这是一个彼此的联结。人与人之间的联结我们叫沟通（communication）或者对话（dialogue）。对话很神秘，比如原来不和的两个人，由于因缘有机会对话、沟通、联结，就会和好。联结意味着交谈、对话、沟通，意味着相应。这就是瑜伽。

我们讲到了身心灵三个层面都需要联结。瑜伽馆强调了身体的联结，这非常重要。只是我们作为一个学习现代瑜伽的人，需要对联结的含义进行发展、扩大。通过体位练习可以把身体打开，通过阅读经典可以把智慧之门打开，更重要也更难的是要把灵性之门打开。打开一扇门，瑜伽就进入了一个更高的层面。有人认为在印度恒河洗个澡，就是净化身体。恒河水曾经是很洁净，当然可以洗净身体。还有人认为要用《薄伽梵歌》洗涤我们的心灵。看得见的恒河可以洗净身体，看不见的恒河可以洗涤心灵。现在，看得见的恒河已经被污染了，但心中那看不见的恒河却是洁净神圣的。在中文版《哈达瑜伽之光》导论部分说，瑜伽是通过身体的瑜伽，而不是身体的瑜伽。这句话要好好理解。很多人把哈达瑜伽理解为就是身体的瑜伽，但哈达瑜伽的经典告诉我们，我们是要通过身体达到瑜伽的目标，身体只是一个通道。这就是《哈达瑜伽之光》揭示的真实信息。

现在讲第三部分，瑜伽联结的断裂、否定或者拒绝。身体层面联结的断裂往往意味着大难临头或受到伤害。大病、绝症都是身体层面联结的中断，就像即将断裂的树枝，只剩下一点皮肉与树根相连，这点皮肉断了，人就死了。瑜伽的体位练习就像对树枝的压力，不能过大。压力过大，树枝就会断裂，身体会被压垮。生活本身已经压力很大了，去瑜伽馆练习体位是为了让身体得以恢复。这也是为什么体位法特别重要的原因。身体联结的中断，指的是身体能源供应的中断，心理与生理之间的联结也会随之中断。所以健康的身体很重要。此外还有心理层面的断裂。有人心理压力太大，结果患上抑郁症甚至去跳楼。从瑜伽的角度看，这是因为他没有去实践瑜伽的精神、过瑜伽的生活。心理的压力不是体位锻炼能彻底解决的。瑜伽哲学有助于心意层面的康复、心理压力的调解。还有一小部分精神幻灭的人，他们不再追寻世间的意义，认为生活没有价值。这部分人可能很极端，他们的行为他们选择的道路让人很难理解。还有一些年轻人，物质生活的各种条件都有保障，但如果你问他人生的意义，他会说没有，过一天算一天，最终端的生活是无序的。我们说，他的灵性被蒙蔽了。

联结会弱化和淡化。刚才讲的是比较极端的断裂现象，在大多数人那里，情况并没有这么严重。我们可能只是感觉到生活压力大，或者身体不舒服处于亚健康状态。从瑜伽的角度看，亚健康就是联结比较弱，不够强。一个人吃下去10斤食物，能够消化5斤，那还是健康的。但如果只能消化2斤，大部分都浪费了，肠胃的问题就可能比较严重，需要进行调理。古代印度人认为，食物就是梵，因为食物提供生命的能量。生命的维系需要能量。还有呼吸，能量通过呼吸进入身体，呼吸终止，生命就终止。呼吸好，生命质量就好。呼吸就是生命，食物就是生命。所以，对食物要有充分的认识。瑜伽练习中也要讲究饮食搭配，不能见什么就吃什么。《哈达瑜伽之光》开篇谈的就是瑜伽练习的环境、饮食、老师，而不是体位。瑜伽练习是一个系统，要进入这个完整的系统，才会有一个好的联结。食物、空气、风、水、阳光、大地等构成了一个合理的环境。瑜伽馆位置的选择就很讲究。要通风好，这样空气质量才有保障，还要环境安静，有丰茂的植被等等。教练的瑜伽水平也是联结中的重要一环。教练不合格也会造成联结的淡化。因此，一个合格的教练非常重要。还有，即使每天练习瑜伽，但个人的生活很糟糕，回家后大吃大喝，这也是有问题的。所以联结一定是一个完整的系统，需要从各方面注意联结淡化或弱化的问题，如果是体位不到位就调整体位，如果觉得生活没有意义就寻求意义。寻求意义就是寻求联结，意味着要在内心找到一个联结的东西，找到了就连上去了，找不到就是没联结。在情绪、心意层面遇到问题，就去找朋友交流或者阅读好书等，这些都是瑜伽里的联结方式。寻找老师、努力去探寻人生的真理、与人讨论、朝圣，这些都是精神层面联结的寻求。无论是身处恒河岸边，还是身处喜马拉雅山脚下，或者希望离天更近，这都是在寻求与更高、更真实的生命联结。艾扬格说，身体是弓，体式是剑，而灵魂是靶心。说的也是这个道理。

瑜伽要恢复我们的联结。在瑜伽的原始意义上，恢复联结就是天人合一。但在今天，更完整意义上的恢复联结是指达到我们身心灵的健康。

我们先讲恢复身体的联结。显然身心灵的健康不会排斥身体，而是要关爱、观照自己的身体，也关爱、观照这个世界的身体——地球。业瑜伽里说到对地球母亲的关爱，是在对自己小的身体的关怀以外，对地球、对宇宙这个大身体的关怀。对周围更大环境的关怀，是对自己身体关怀的放大。从关怀个人的身体健康，到关怀家庭健康，到关怀所在组织、单位的健康，到关怀城市、农村、国家、民族以至地球的健康，我们会发现心门打开了，会发现个人的身体个人的生命是与更大的身体连在一起的，是与整个宇宙连在一起的。我们每天呼吸的空气、吃的东西、吸收的能量、交换的信息都来自整个地球整个宇宙，这个世界是一个相互关联的有机体。但现在，这个世界的许多地方都断裂了，出现了食品、环境等问题。对自己身体对社会对地球的关心，就是一种瑜伽的联结态度。心放大以后，很多东西都会变得不一样。对自己关心、对社会负责任、对地球关怀、对自然关爱，就是在修复社会、修复地球、修复自然，就是对自己对地球对宇宙的关爱。关怀自己与关怀社会与关怀地球是相通的。所以，对自己、对社会、对自然要尽责任，这些都是恢复联结的重要部分。

接下来我们讲情绪、心意的调理调节，这同样也是一种联结的恢复。与自己建立良好的关系，与周围的人建立良好的关系，与对自己事业的探寻、对生命完美的追求建立一种良好的关系等，都是情绪、情感、心意、心智层面的联结。这都属于大瑜伽的范畴。瑜伽冥想，冥想什么？很多时候是冥想人的意义和价值。我们通过冥想感受自己的智慧和喜悦。联结就是要放开自己的心去探寻，就是对无

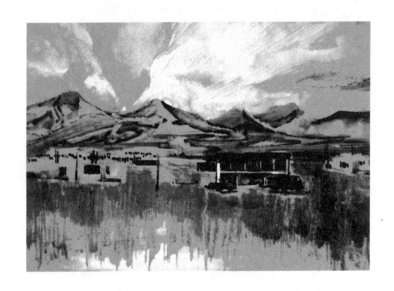

光明，光明，

它永驻在每个生命的心底。

瑜伽，一种联结，

地母盖亚——一切的联结者。

——《联结》（图文 杨静静）

限、对未知、对未显现的开放。不管是内在的探寻还是外在的探寻、不管是通过阅读的探寻还是通过名师指导的探寻、不管是寻师访友还是朝圣，我们都在努力探寻人的意义和价值。我们要寻找的是内在的智慧和喜悦，要获得内在的光，使生命变得真实变得实在变得富有内在的魅力和意义感。身心灵三个层面的健康就是瑜伽联结成功的标记。瑜伽不需要去追求特异功能，不需要去追求什么神通，瑜伽也不是要让人们变得与众不同。瑜伽是要让我们感受心意的健康与喜悦，使我们看世界看自己看得清楚。瑜伽让我们感受我们心灵的丰满、丰富、圆满。用最简单的话来说，练瑜伽就是修习身心灵，就是要实现身体健康、心理健康、精神健康。拥有正常健康的身体就是身体健康。对于无法恢复身体健康的事实以及身体的缺陷要坦然接受与接纳，这是健康的态度。健康的心理、健康的精神也同样如此。瑜伽带给我们真正的联结。瑜伽是世界的相互关联。

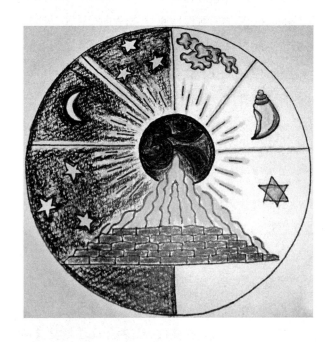

那时，黑裹着黑。

火升起了，爱升起了。

苦行和爱就是人的圆满。

——《苦行、爱及人的圆满》（图文 灵海）

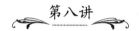

第八讲
觉悟、觉悟的标志及智慧瑜伽师

　　轴心时代形成的东西方不同传统都渴望从束缚、对峙、不圆满的状态中摆脱出来，走向更加美好的生命状态和境界。这个更加美好的境界，用基督教的话说是天堂，用佛教的话说是涅槃，用印度教的话说是解脱是梵我合一，用儒家的话说是天人合一，用道家的话说是道我合一。无论是梵我合一、天人合一、道我合一，还是解脱、涅槃、天堂、觉悟、自由，这些词似乎都在描述一种更加完美或圆满的生命状态和生命归宿。不同时期的人们也许对这些词持有不同的感受，但都是用积极、肯定的眼光来打量与考察它们。这些词，我们可以用

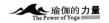
一个词来表述，就是觉悟。

觉悟，是东方宗教、文明、文化中人人追求的目标。因为觉悟了，人就能达到身心自由，就能感知真正的世界并获得快乐，人就没有了烦恼。因此，不管是佛教、吠檀多还是哪一个信仰，他们都渴望个体生命获得完美，渴望解脱、得到自由，得到大智慧、大自在。但什么是觉悟？觉悟有什么标志？觉悟者有怎样的生命状态呢？

觉悟，英文单词是 enlightenment，意思是照亮、明白。在东方文化特别是在印度教和佛教中，觉悟或者解脱有什么标志吗？有些人说，某某有特异功能有神通非常了不得，这是觉悟的标志吗？释迦牟尼佛并不认为神通是觉悟的标志，佛教的其正大师从不执于神通。印度教传统同样不认为神通是觉悟的标志。在印度教神话中，确实有许多恶神或神灵是有神通的，但他们并没有觉悟。佛教中的许多天神都在聆听佛的教导，也就是说他们并非解脱者。基督教中，也有许多鬼、神灵、假神、恶魔，他们各具神通却并没有解脱。基督教说，耶稣在开悟、觉醒、启动他的生命历程时曾被诱惑，诱惑者是魔鬼，魔鬼并不是觉悟者。可见，神通不是觉悟的标志。

那么理解力是觉悟的标志吗？并不一定。有些人的理解能力非常强，智商相当的高，但这种理解能力只停留在了认知层面或概念层面。思想家、哲学家就是觉悟的人吗？也不一定。许多哲学家并不是觉悟的人，他们是概念机器人，一直生活在各种概念中。理解力的强弱并不是一个人是否觉悟的标志。当然，这不是说觉悟者缺乏理解力，而是说理解力本身不能作为觉悟的标志。一些理解力很强的人，他们其他的能力如情商、灵商可能很弱。单一的理解力也不是觉悟的标志。

有人说健康是一个人觉悟的标志。一个人非常健康，肌肤发亮或肌肉发达，散发着迷人的风采，就有人说这个人是觉悟的，说他就像一尊菩萨一样。但身体健康、健壮、健美或者柔美、细嫩等等，都不是觉悟的标志。当然，这不是说觉悟者一定不健康。但觉悟者未必一定都是健康的，也未必一定都是柔美的、健壮的。是否觉悟不是以是否有神通为标志，不是以是否有理解力为标志，也不是以身体是否健康为标志。同样，一个人的觉悟也不以他的贡献为标志。比如，一个人能撰写60部著作，他就是觉悟了吗？不是。一个人能够创造一项伟业，他就觉悟了吗？也不是。回顾历史，亚历山大觉悟了吗？没有。一统天下的秦始皇觉悟了吗？没有。一个人有伟大的创业，不见得就觉悟了。一个觉悟的人也不等于说就不会创业，只是说这两者之间不是一种等同关系。

我们会说佛是觉悟者，又说佛是一个没有烦恼的凡夫。也就是说，无烦恼是觉悟的标志。可是，一个傻瓜就没有烦恼，脑子搭牢的人可能也没有烦恼。一个人睡着了、打了针麻醉了、吸了毒了，在这个过程中也是没有烦恼的。可是这些人都不是觉悟者。

没有烦恼的真正意思是什么？一般来说，没有烦恼是人在身心健康的正常情况下能够进行自我观照，内心澄明没有烦恼。我了解到，有些被认为是得救者、无烦恼者的大宗教家，但也得了疾病、生活不能自理，那他们到底是觉悟的还是不觉悟的？这个问题很难回答。没有烦恼是正常情况下一个人的身心灵调理得比较好。我们需要从三个维度去理解这种无烦恼：身的维度、心的维度和灵的维度。

"身"的无烦恼是说，我们每个人都有一个身体，而这个身体可能有病，可能没有病；可能是健康的，也可能是亚健康的。有人生来就是残疾的。残疾人不能觉悟吗？当然能觉悟。重要的是不能被身体本身束缚，要意识到自己的本质不是这个身体。因此，身体是否健康，是男身、女身还是阴阳身，是这个国家的身体还是那个国家的身体，是这个民族的身体还是那个民族的身体，都没有关系。明白自己的本质不是这个身体的本质，才不会成为身体的奴隶，不会被身体束缚。然而，这不等于说我们可以随意践踏自己的身体，相反，要学会照顾自己的身体。

"心"的无烦恼是从心、心智的层面来说的，是说一个人心智健全，他的心智看清了世间万物的

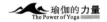

本质，明白了自我的真谛。

"灵"属于人的内在的超然维度。这个灵也包含喜悦的维度，即身心灵的喜悦。身心灵的喜悦是来自内在而非外在，是自身内在的爆发，就如哲学家兼瑜伽师潘尼卡所说的"实在"本身的爆发。我们的灵魂我们的生命本身就能够爆发喜悦，就能展示出智慧，展示出完美的身体。身心灵处于一个圆融自在、自我观照的完美整体的状态，就是真正的无烦恼。无烦恼不是没有内容，而是有机的、更高层面的生命体对自身的观照所达到的一种生命境界、生命状况。

刚才我们从身心灵角度解说了觉悟。现在，我们用《瓦希斯塔瑜伽》的义理来向各位介绍一下觉悟者的标志。这个观念其实是与佛陀、耶稣、老庄的观念相通的。所以，我们从佛陀也好从耶稣基督也好从老庄也好，从《奥义书》也好从《薄伽梵歌》也好从《瓦希斯塔瑜伽》也好，我们都可以看到，这些觉悟者、解脱者、无烦恼者的身心灵状况。

首先，觉悟者的心意是不扭曲的，觉悟者的存在是不变形的。他明白自我知识，认清了客观性观念的本质，对于人们所谈论的快乐和不快乐都能超然于上。他的欲望就好像不息的河流进入了大海。他认清并切断了世界表象之我，就好像老鼠咬断了扑鼠器，不会再跌进陷阱中。他的心意完全没有了依附和执著，不被二元对立影响，不被对象吸引，完全独立于所有的支撑，从虚妄的牢笼中解脱了出来。当所有的喧嚣停止时，既没有快乐也没有悲伤，心意就如满月一样明亮。当心意平静的时候，所有吉祥的品质就会从中升起。如同太阳升起黑暗就消失了，当无限意识之太阳在心中升起时，世界的表象就此消失。没有我慢，心意就没有冲突，心意就自然地展示其功能，世界就如大海的波浪起起伏伏。空，不会因为制造了一只"壶"而生出来，也不会因为打碎了一只"壶"而被毁灭。知道身体的"壶"与自我的"空"之间关系的人，不会受到赞扬或谴责的影响。罗摩王子知道他的身体不是那个真正的自我。他明白真理，人们因为时间的流逝、所处的环境、所体验到的快乐和痛苦并不适用于他。他明白他是无所不在的无限意识，那意识在所有地方所有时间在其自身内包含发生的一切。他知道这自我弥漫一切，就如同一根头发被分割成千万分之一一样精微无比。他明白，那寓居于一切生命中的所有非二元的意识无处不在。他明白真理，不会迷惑，明白他的本质不是受疾病、痛苦、衰老、死亡侵蚀的，不是无常易逝的。他明白一切事物都是自我，就好像是一根绳子上的珠子。他知道他的本质不是这个心意，明白所有的一切都是梵。既不是我，也不是他者，一切都是上帝都是道都是梵都是空性。他明白真理，明白一切众生都是他自己的家属，应该得到他的同情和保护。他明白真理，知道唯有终极自我存在，知道痛苦、快乐、生死全都只是在自我。他坚定地安住在真理中，知道应该获得什么、应该放弃什么。

这就是我要讲的，从吠檀多的角度来理解的觉悟者的一些标志。同时我们也看到其他经典如《奥义书》中对觉悟者的众多描述。其他的文化传承中也有相似的描述。在此我们就不做过多的描述了。

那么一个觉悟者的生命状态是如何的呢？我们再稍为深入探究一下，从印度传统中智慧瑜伽对于一个觉醒者、解脱者、圆满者、瑜伽师的生命状态的描述来进行考察。

第一，从观念上讲，觉悟的智慧瑜伽师已经摆脱了二元对峙。二元对峙在这个世界表现为是非、善恶、黑白、上下、左右、正义非正义等等。真正的智慧瑜伽解脱者，一定在心意层面超出了这些观念，他已经超然于生活中的是非之外。人们以为对的东西，他并不一定认为是对的；人们以为是错的东西，他也不必然认为是错的。对与错是对立的，他超出了这二元对立，就如两个小孩吵架，大人会觉得小孩之间的对错与大人并没有关系。二元对峙是这个世界现象的表征而不是实相，它是事物的假象或者说异化和分裂。事物本身超越二元对峙，是我们心意的投射才出现了二元对峙。只有摆脱了二元对峙才能最终从根本上摆脱烦恼。觉悟了的瑜伽师摆脱了二元对峙的状态，生活在自由的境界。

第二，从身体的感官来讲，智慧瑜伽师的感官已经发生了改变。对普通人而言，感官往往是主人或者说是引诱者、活动者。而对于智慧瑜伽师来说，感官是一个他者，一个物，其本身没有主动性，不可能来干扰他们。如果用蛇来代表人的感官，智慧瑜伽师的感官就如拔除了毒牙的蛇，这蛇已经不再造成伤害。在印度传统中，圣人也被称为"斯瓦米"（Swami），这个词的字面含义就是感官的主人。普通人总是被感官吸引、牵制，他们的感官就像猴子一样上蹿下跳。而智慧瑜伽师的感官就像驯良的狗，主人说行动才行动。换言之，智慧瑜伽师的感官必须在主人的邀请下才活动；在普通人那里，感官则具有优先性，他们的心意、灵魂（主人）被感官牵制着，因此一定会有诸多的痛苦和烦恼。也正因为被感官牵制，他们才一次又一次进入轮回之中。是否被感官牵制，在普通人与智慧瑜伽师身上是完全相反的，虽然仅从表象上看他们似乎没有区别。这是因为我们并不能看到背后的真相。智慧瑜伽师与普通人一样有五个感官，也一样具有第六感官，但智慧瑜伽师的第六感官更为发达，更为显明，我们可以将之称为"慧眼""灵眼""第三只眼睛"。那么，智慧瑜伽师死后会不会有什么不同呢？

第三，一旦觉悟的智慧瑜伽师死亡，他们就不再回来，就如一滴牛奶滴进了一大桶的牛奶中，一滴水滴进了大海中，一滴蜜滴进了一大罐的蜜中，作为个体性的一滴牛奶、一滴水、一滴蜜就不会再出现了。觉悟的瑜伽师将回归永恒本身，回归自我意识本身，回归梵本身。也就是说，智慧瑜伽师不会轮回，不再轮回。有人会问，这有什么意义呢？这是因为人们不明白解脱意味着什么。当然，智慧瑜伽师在活着的时候也可以处于解脱状态。对于解脱有两种理解，一是有身解脱，一是无身解脱。有身解脱就是瑜伽师的躯体还在，但是他已经解脱了；无身解脱是指瑜伽师完全解脱，连身体也没有了，由"五大"构成的躯体消失了。这类似于佛教中的有余涅槃和无余涅槃。佛陀在离世之前已经涅槃就是有余涅槃，相当于有身解脱的状态；而佛陀死后不再回来，这是无余涅槃，相当于无身解脱的状态。

第四，智慧瑜伽师对于各种习俗、经典、伦理的态度。首先，智慧瑜伽师在本质上超越了经典。经典是描述性的是二手的，而解脱的智慧瑜伽师是即时的，他直接证悟直接展示了解脱的状态。所以，有缘遇到一个真正解脱的师父，有缘见到一个真正开悟的法师、上师，有缘见到一个真正解脱的印度传统所讲的古鲁或智慧瑜伽师，事实上就是得到机缘见到了光本身。这个光类似于耶稣所说的"我是光"。我们可以把耶稣理解为一个觉悟者、解脱者、开悟者，他就是光。也就是说，智慧瑜伽的觉悟者尽管不离经典，但也超越了经典，经典中本质的东西在他身上得以显现。其次，智慧瑜伽师在本质上超越了任何社会习俗、习惯。有时我们会看到有些法师有一些违背社会习俗的怪癖或习惯，但这与普通人对社会习俗的放弃或违背有本质的差别。普通人的违背是出于无知、自私或者欲望，而开悟的智慧瑜伽师如果违背了习俗，则与自私、欲望或无知无关，而是生命本来状态的展示，因为他们的生命是非异化的。再次，智慧瑜伽师对于一些社会伦理以及人们日常所谈的伦理道德，本质上也是超越的。伦理道德规范人的善恶，最好的伦理道德是基于善的原则，也就是基于"三德"中人的善良属性这一"德"而建立起来的社会关系与人伦关系。智慧瑜伽师本质上超越了人们所讲的善与恶，因此从根本上超越了伦理道德。尽管如此，他们也不会去干扰、改变普通人的伦理道德，而是随缘。他们从服务于他人、服务于自然、服务于社会、服务于世界的角度去处理各种关系。

第五，觉悟的智慧瑜伽师生活在世界上的职责是树立榜样、提供教导。他们以一种超然、喜悦、觉醒的状态生活在这世上，这本身就是榜样，就能引导和帮助人们找到生命的方向和目标。他们不断教导人们去认识"我是谁"，教导人们摆脱二元对峙、摆脱烦恼，引导人们过一种觉悟的生活。那么，他们会不会给跟从他们的人颁发证书以证明他们已经觉悟了？不会。觉悟不是去获得某种东西，而是一种生命的状态。觉悟者不需要给自己、给他人颁发证书，不需要表明自己是智慧瑜伽师、解脱者、开悟者。如果有人因为你支付了费用而为你发证书证明觉悟，那他一定不是觉悟的智慧瑜伽师。

第六，智慧瑜伽师与物质生活的关系。智慧瑜伽师是自由的，他们深深体验到自由的真正价值。所有的文明都为人的自由而努力，视自由为理想，无论是世俗文明还是精神文明、神圣文明，都看重自由。自由是生命的觉醒，意味着生命不被异化，意味着生命充满喜悦。智慧瑜伽师是自由的，他的自由体现在他的生命状态、生活态度上。那么，智慧瑜伽师对于物质生活是如何看待的呢？他们和普通人一样，能够去享用物质世界所提供的因缘所现的那些物质对象。他们也用舌头感知对象，用耳朵聆听对象，用眼睛观察对象，用肌肤接触对象，享用这些物质对象。然而，他们与普通人的差别在于，他们在享用感官对象时不会被感官对象所束缚，他们不会执著于感官对象。他们明白这是什么，这不是什么。他们享受着因自然而来的一切，但不会忘却、不会离弃、不会摆脱、不会远离、不会异化那个真正的梵那个绝对自我及纯粹意识。

第七，智慧瑜伽师对于个人生活、家庭等的态度。智慧瑜伽师已经明白他与这个世界的关系，他与孩子、亲戚、朋友以及各种人的关系。这种关系是根据不同的因缘结合而实现的，因而他对于自己的朋友、父母、孩子、丈夫或妻子，对于所接触的任何人都不会执著。也就是说，智慧瑜伽师与任何人之间都不存在一种依附关系，而是一种自然而然的关系，一种不执著的关系。

第八，智慧瑜伽师对于身份的态度。很多信仰者都会强调自己的信仰者、门徒身份，比如我是一个基督徒、我是一个佛教徒等，很在乎自己身份的独特性。而智慧瑜伽师没有身份或者说不在意自己的身份。事实上，开悟的人都是没有明确身份的。耶稣说，人应该做盐和光。盐就是融化自己给别人增加滋味，光就是舍弃自己照亮别人。所以，耶稣早已告诉我们：我们终将没有身份。《圣经》中圣保罗也说过，到那最后一切都将降服在神的脚下，连耶稣基督的名也没有了。"万物既服了他，那时，子（耶稣基督）也要自己服那叫万物服他的，叫神在万物之上，为万物之主。"（《哥林多前书》15：28）这就是说，我们所有人的身份终将消失。今天我们在信仰讨论中所谈的身份，是社会体制层面的初级层面的身份，这和灵性层面和耶稣所讲的高级的生命觉醒层面的身份不一样。而高级层面的身份，神秘主义思想家潘尼卡在讨论身份问题的时候已经说得很清楚，只是现在很多人无法体验无法明白也无法接受。在佛教中，一个教徒是有身份的，而一个觉悟的人最终是没有身份的。一个真正在佛法中生活的人将失去身份。在佛教中连灵魂都消失了，还会有身份吗？因此，从灵修的角度看，我们终将丧失所有的身份，不管是信仰基督、信仰佛教还是信仰印度的吠檀多。作为一个世俗的人，我们各有身份。但是这个身份非常短暂，当我们变成一堆白骨时，名字、身体就会消失，最终连骨头都消失了，还有什么身份？因此，从世俗的角度看，我们的身份终将消失，从灵修的角度看我们的身份也终将消失。智慧瑜伽师明白，身份是一个虚幻的"摩耶"，是一个假象，为身份而苦苦挣扎是愚蠢的、不明智的。

第九，智慧瑜伽师的解脱状态。智慧瑜伽师教导人们时会说很多辩证的或者说是智性的话，同时又提供很多直觉的、洞见性的观点。然而，他们本身却不是智性的、理性的，他们超越了这些。他们可以用智性的语言教导人，但这只是一种权宜之计。他们本身超越了解脱超越了束缚。当我们在谈论一个智慧瑜伽师的解脱、觉悟、觉醒时，用的是一种言辞、一种说法，而事实上，智慧瑜伽师已经从根本上摆脱了解脱、束缚这样的用词和话语。解脱、束缚是心意的特征，他们已经完全控制了心意，已经达到了圆满的境界，所以既没有束缚也没有解脱，既没有轮回也没有涅槃。龙树菩萨在他的《中论》中谈到"生死即涅槃"，我们普通人难以理解这样的圣言，只有觉醒到足够高度的时候才能够谈"生死即涅槃"之类的话。

关于智慧瑜伽师觉悟的状态，我们描述了很

多，概括起来就是：他们在观念上摆脱了二元性，在行动上能够和普通人一样，却不执著于行动成果；他们处于梵我合一之中；他们的感官得到了控制而不会干扰他们，感官是仆人而不是主人；他们死去后不再轮回。他们既是有身解脱者也是无身解脱者，是从有身解脱走向无身解脱。他们摆脱了一切二元性，却作为有身解脱者生活在诸多的差异性中。他们超越了经典，超越了习俗，超越了伦理道德，但他们依然使用经典、遵循经典、遵循伦理道德。他们从教化他人的角度来面对经典、面对习俗、面对伦理。觉悟的智慧瑜伽师不是为自己考虑，而是为教化他人；他们决不会为自己的觉悟、他人的觉悟开证书收费用。他们知道自由就是大解脱。他们会享用物质自然所给予所构成的一切物质对象，但他们不会执著于物质对象和接触物质对象所产生的种种反应、结果以及状态。他们超越了普通宗教中所谓的信仰身份问题，与终极合一，展示出世俗与神圣的合一。他们没有身份。从根本上说，他们已经超越了束缚和解脱，达到了轮回即解脱、生死即涅槃的境界，实现了天堂与地狱的合一，实现了生死合一、神圣与世俗的合一。他们就是存在，就是智慧与喜悦。

以上就是我关于觉悟、觉悟的标志以及觉悟的智慧瑜伽师生命状态的描述。

我愿意用《奥义书》中的一段话来结束今天的演讲：

风，永不停息，永不寂灭。

但你们的身体终将化为灰烬。

心啊，你要记住，记住这真理。

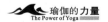

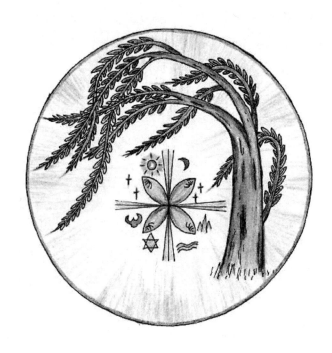

风，永不停息，永不寂灭，

菩提树下的我们要记住——

身体最终要化为灰烬。

要记住，记住这古老的瑜伽真理！

——《菩提树下的瑜伽》（图文 灵海）

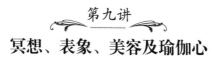

第九讲
冥想、表象、美容及瑜伽心

很多人都有过冥想或禅思、禅定、打坐等的体验或经验，但大多数人还是会问究竟什么是冥想。

什么是冥想呢？一个自由的人，或者一个已经解脱的人，是不需要进行冥想的，因为冥想对他不再有意义。真正觉悟的人与普通人既一样，也不一样。打个比方，如果普通人是石墨，那么解脱之人就是金刚石。本质上他们都是碳元素，但一个是如此的坚硬另一个是如此的柔软，一个闪闪发亮一个黯淡无光。这是为什么？原因就在于二者内部的排序和结构不同。真正觉悟的人会有一个生命的内在节律，能够与宇宙本身与这个世界本身的节律、节

175

奏相一致，而这个节律并不需要专门跑到瑜伽馆或者躲进一个遥远的无人山洞修炼出来。有过拥有这样节律的人吗？古代吠陀经中有个圣人叫瓦希斯塔，是王子罗摩的导师，他就是这样的人。前两年有一位印度的呼吸瑜伽老师来杭州作演讲。这位呼吸瑜伽老师不仅教人如何呼吸，还讲了很多的理论，很多学员表示听起来有点累。但事实上，如果真的明白了这些理论，这些理论就会对身心调理生成一种无形的力量，就会转化我们的生命。当我们被一种观念或思想转化时，心也就随之转化了。瑜伽调心，控制意念、心念、心意，就像瓦希斯塔讲的那样，是一种特别的哲学观念或者瑜伽哲学思想转化了心的状态，把心调节好了。所以我们说"聆听就是一种瑜伽"。真正的聆听是什么样的？当我们听所仰慕的圣人讲话时，心意会非常专注，这种专注就是一种冥想的状态。所以，辨喜聆听他的导师室利·罗摩克里希那讲话时会听到出神。聆听是一种冥想，这是我讲的第一种冥想——哲学的冥想。这种冥想通过瑜伽哲学进行调心，通过瑜伽哲学让心意静下来。俗话说的"心猿意马"就是说心像一匹马或者一只猴子那样到处蹿动。心不静，呼吸就不稳；呼吸不稳，人自然就会出问题。因此，我们把这种从瑜伽哲学出发通过智性去控制心意的瑜伽称为智慧瑜伽。通过阅读、聆听、思考瑜伽哲学这一智性的方式调心，以达到心静，这就是哲学的冥想。智慧瑜伽里讲，哲学的冥想也是一种瑜伽冥想的方式。

我在第二讲已经讲过，瑜伽把人分为身心灵三个层面，而我们个体的自我有五个身体（五鞘）。第一是粗身，就是看得见、摸得着的身体，是一个物质化的身体；第二个是能量的身体；第三个是心意的身体；第四个是心智的身体；第五个是喜乐的身体。我在《智慧瑜伽》那本书中也讲过什么样的瑜伽对应治疗什么样的身体。刚才讲的瑜伽哲学的冥想路径对应的就是心智的身体。理解混乱心智就会混乱，心智混乱粗身也会跟着混乱。而心智清明心意就不会散乱，智慧的剑斩断混乱的麻丝，瑜伽哲学的智慧之剑斩断混乱的心念。这种冥想直接与心意的维度有关。

扩展开来，我想讲讲非二元的冥想。

在智慧瑜伽传统中、在吠檀多哲学中，最高、最后、最终极的对象是"梵"。梵本身没有属性，或者说具有全部的属性。所以从某种意义上讲，我们没有办法逻辑地谈论梵本身。在哲学家商羯罗看来，梵与这个世界没有关系。可是，这世界本身就是梵，或者用商羯罗的话说，这世界是下梵。那没有属性的梵成为上梵，也就是无德之梵，这个有属性有成住坏空的表象世界就是下梵。有了下梵和上梵的区别，作为个体的我们就可以谈论下梵。在智慧瑜伽非二元的冥想传统中，我们可以通过不同的方式来调心、来控制心意、来认识自我。非二元的冥想主要有五个过程或者说五个方法步骤。

首先是"否定"。否定就是以一种否定的方式认识事物辨别表象，比如通过冥想"我不是什么"达到对"我是什么"的认识。西方有通过谈论上帝不是什么而认知上帝的传统。犹太哲学家迈蒙尼德也探索了这种否定法。这种方法是以一种否定的形式来理解终极存在。道家哲学中的"道"不可言说，只能通过讨论什么不是"道"来言说"道"。这种否定法在印度传统中更是被用到了极致。有着很精彩的颂诗，就是以否定法来理解世界本身、理解梵、理解人本身、理解终极对象，这就是著名的商羯罗的《涅槃六颂》，我们选择一部分作介绍：

> 唵，我既非心意、理智、我慢，也非心智，
>
> 我既非耳朵、舌头、嗅觉、视觉、以太、气、火、水、土，
>
> 我既非五种呼吸、七大要素、五鞘，
>
> 也非手、脚、舌头、非行动器官，
>
> 我既非贪婪、幻觉、厌恶、喜欢、骄傲、非法、解脱，
>
> 也非心意、欲望，也非欲望的对象，
>
> 我没有欢乐，没有痛苦，没有美德，也没有罪恶，
>
> 我不知道曼陀罗，也不知道圣坛，

我不是吠陀，也不是献祭，

我非食者，也非食物，也非食的行为

本身，

我就是梵，我就是希瓦。

此种否定法的冥想具有一种强大的心意稳定功能。否定的过程有两种：其一，求道者通过倒空、清空来达到内在的自我。倒空、清空的过程被称为neti。neti，意思是"不是这，不是这"。其二，通过冥想观照万物的本质，求道者试图明白居于其自身内的梵的存在。在梵的显现面前，我作为非我，否定一切而又明白一切。

其次是"分辨"。商羯罗写了一本《分别宝鬘》，核心就是"分辨、分别"，就是要分清是与非、本质与非本质、我与非我，也就是分清"名色"与"自我"之间的分别。通过分辨弄明白我不是什么、我是什么。因为分辨，"我"就不会被"我不是"的对象、世界、过程、关系、幻象、意向等束缚、限制和奴役，由此我们获得自在和自由。分辨在不二论中的冥想里具有重要作用，也是一种根本性的智慧方法。

再次是"不依附"。瑜伽师也要看、听、触摸、闻、尝、走、呼吸、睡觉、谈话、睁眼、闭眼等，但他确信这一切活动都由感官控制，并不是我的作用。不依附是冥想中的重要内容。

第四是"融合或整合"，就是自我在冥想中与终极合一达至圆融的境界。《羯陀奥义书》中有这样的描述：隐藏在众生中的阿特曼没有显露，但是，敏锐的知微者也就是觉知，通过专注和精微的自信，就能够分别。智者把他的话语融入心意，把他的心意融入理智，把他的理智融入宇宙意识，把宇宙意识融入平静的至上的自我、阿特曼，这就是融合的冥想。

第五是专注。专注使我们得以进入三摩地这最高的生命境界。在否定、分辨、不依附和融合的境界下才能打坐入定。专注是冥想中的核心环节。

简单总结一下，不二论的冥想主要有这样几个步骤：否定、分辨、不依附、融合、专注。这样的冥想比较高深，既需要智慧的修养，也需要入定的功夫，最关键的还是需要一种瑜伽的心态。

现在，我们谈一谈自然主义的冥想，这是一种任何人在任何场合都可以进行的冥想法。当然，正如我们上面已经讲过了的，如果你已经明白了自我，那么冥想不冥想就不是问题。因为你已经觉知自我，你的生活已经得到非常有序的、自然的实践了。不过，对于大部分人来讲冥想还是有益的。冥想并不神秘，因为冥想最大的愿望、最大的实现也是最自然最正常的目的就是调心，就是控制我们心意的波动。进行自然主义的冥想，并不需要有任何观念上的要求，不需要任何前提和假设，只要自然而然地感受当下、体验当下即可。

让我们默想一个物体然后睁开眼睛凝视这个物体，尝试只看它而不去思考它。保持平静、自然地呼吸，不需要住气，只是一呼一吸。再深入一点，继续呼气、吸气，保持呼气、吸气在一个频率。这就是瑜伽冥想中的一点凝视法。凝视法有很多种，这是最常见也是最实用的一种方法。下面我们介绍下十六点冥想法。我们人体有十六个穴位点或者要点，可以冥想这十六个要点来进行调心。

第一个是大脚拇指。闭上眼睛，冥想观看自己的大脚拇指，想象它正在发光，缓慢呼吸。慢慢地呼气，慢慢地吸气。吸气时，想象那光朝向脚趾射过来；呼气时，想象那光向外射出去。过程就是如此简单。这是一个非常有效的练习。开始练习时时间可以短一些，慢慢有了经验，就可以把时间延长。

第二个是会阴穴。至善坐坐好，左脚抵住会阴，收束会阴，带上一点压力，平静地呼吸。冥想会阴穴可以提升食欲，也就是增强消化力。

第三个是肛门。冥想肛门不是用眼去看，而是收缩肛门。要点就在收缩上。收缩时要配合呼吸。收缩时吸气，放松时自然地呼气。

第四个是生殖器。收缩生殖器对身心也是有益的。可以固内精，联结三个轮——眉心轮、喉轮和心轮。

第五个是太阳区域，即肚脐的上下部位。做收

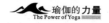
腹收缩也一定要配合呼吸。

第六个是肚脐。冥想肚脐原点，心中默念"唵"。默念时要坐直、坐正，不能塌腰。尾骨不要塌也不要前倾。如环境许可，也可以发声念诵"唵"。练习时间久了，发音时，就可以感受到头顶梵穴处的振动。

第七个是心脏。冥想自己的心脏，吸气之后稍作住气，心意自然会集中在了心上，想象自己得到了吸气带来的诸多养分的滋养。此时，也可以想象随着养分的滋养，心莲逐渐打开。随着吸气不断地滋养，妩媚的莲花不断绽放。

第八个是喉咙。冥想喉咙时要做收颌收缩，下颚朝下微微收紧。

第九个是舌头。冥想自己的舌头，将舌头内卷，抵放在喉咙的悬雍垂（小舌头）处。在这个过程中，可能会流出非常宝贵的甘露（唾液），要慢慢地吞下这甘露。

第十个是上颚。通过移动、卷曲，尝试把舌头卷进鼻咽腔。这一动作有点难度，但可以试着去做。

第十一个是舌尖。心专注在舌尖上，感受舌尖的细微变化。这可以增加对食物的敏感度。

第十二个是眉心。两眉之间有个眉心轮。这里的神经末梢非常发达。冥想眉心，想象这里是半个月亮的所在处，想象月亮闪闪发光，光芒很柔和。同时要缓慢地呼气、吸气，如果能够短暂地住气则更好。

第十三个是鼻尖。

第十四个是鼻根。微微闭眼，眼光向下、向内，凝视自己的鼻尖或鼻根，感受身体内在的清洁，感受内在的光。

第十五个是前额。想象你的前额闪闪发光，并照亮全身，用这光沐浴自己、洁净自己。

第十六个就是头顶。想象你的头顶处有一轮光芒四射的光环，发散着无比绚烂的光。也可以想象这光环中站着某位圣人或灵性导师。如果没有导师，则可以想象光辉灿烂的光环如天空一般弥漫……缓慢地呼吸，使得光环收缩、融合，那光环笼罩你、滋养你……呼气，吸气，呼气，吸气……缓慢呼气，缓慢吸气。但不要执著于那光，让它自然生成，自然消散。不要想象占有那光，只要让它自然地展示即可。这光与宇宙联结为一体，它是你，它也不是你。然后，你可以慢慢地呼吸、慢慢地停止、慢慢收缩，慢慢回到正常的心智状态，恢复自然的状态。

以上是我加以简化的十六点冥想。一个冥想过程的时间大致是几分钟到十几分钟，也可以更长。需要注意的是，冥想者不能执著于这个过程中出现的任何现象、念头或异象，因为这只是一种自然而然的身心过程。没有任何东西需要我们执著。

浅层的冥想没有导师，任何人去练几乎都没有问题。但进入深层，就需要导师的指导了。因为可能会出现一些幻象，需要有人从旁指导如何应对。但总的来说，不管出现什么现象，都应该不依附、不执著。那些希望得到什么神通力之类的想法，通通要放弃。要明白，冥想的目的只是为了让心意专注让心意得到控制，而不是去追求某种神通。

　　还有一类声音冥想，即听和唱的冥想。听什么？听声音，比如叮咚的流水声。相传有仙人总是躺在岩石上聆听泉水叮咚的声音，这就是一种冥想。风声、雨声、落雪声，蛙声、蝉声、鸟鸣声，声声都可以成为体验生命的方式。有时候我们说要享受生活，听自然界的声音就是享受生活的方式。听唱"曼陀罗"也是一种很好的冥想法，尤其是唱诵曼陀罗。当和几十人甚至上百人一起唱诵某个曼陀罗的时候，就会很容易产生一种共鸣，这种共鸣对生命有强大的提升和净化功能。能量强大的瑜伽师，他一个人的唱诵就会带来强大的净化、稳定力量。信佛人唱的莲花生咒语"嗡阿吽班渣咕噜贝玛悉地吽"、观音菩萨咒语"唵嘛呢叭咪吽"、哈瑞克里希那曼陀罗，这些都是力量强大的曼陀罗。但最大的曼陀罗是"唵"，它是终极的曼陀罗，是所有曼陀罗中的曼陀罗，是最根本的种子音，是最伟大的神圣象征。不知道练习瑜伽一开始的时候，瑜伽馆的教练是不是引导大家一起唱诵"唵"，以便进入专注的状态去练习体位和呼吸。如果没有，大家可以要求教练这样做。这一唱诵会很好地引导大家专注地进行接下来的体位练习。唱诵和聆听都具有一种调心的功能。这是两种通过感官引导的冥想法。

除了曼陀罗，还有央陀罗。央陀罗是什么？哈佛大学比较神学家克鲁尼说，央陀罗是一种精确绘制的图案，有时有颜色有时仅仅是线条。它们可以被想象成视觉迷宫图，能够吸引和控制眼睛，使人越来越专注地凝视。去过西藏的人可能看过"坛城"。有画在画布上的坛城，也有用沙子作的坛城。坛城画完了，把沙子全部抹掉，坛城也随即消失，象征着无常的世界。我们可以观想一幅央陀罗，但事实上如果自己动手制作央陀罗，专注的效果会更好。因为制作的过程就是冥想专注的过程。伟大的心理学家荣格一生就制作了很多央陀罗，他用这种方法来调适心理。我有位学生也喜欢画各种央陀罗，在画布上创造她的世界并由此参与世界的节律和能量。

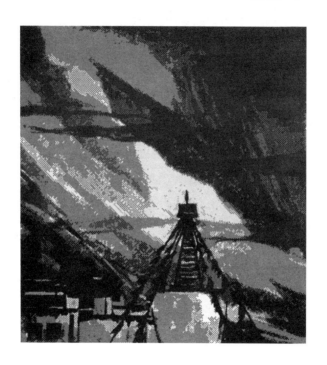

唵声四起，

心系那不可思议的奥秘。

解放，解放那个

永无停息的心。

——《安心》（图文 杨静静）

此外，还有运动冥想，比如舞蹈。舞蹈可以使人进入一种很好的专注的冥想状态。这是因为高度的动作专注能使人进入一个无我的身心状态。那不会跳舞的人可以进行运动冥想吗？当然可以。比如傍晚或早上泛舟西湖，人仰卧舱中，最好看得见两岸树木。舟行河中，两岸的树木缓缓后退。这时候慢慢地，心意就会退去，心的波动频率就会降下来，人就慢慢进入了一种冥想状态。当然，不同的人会出现不同的感受，有人感到自己的身体消失了，有人发现某种东西膨胀了变形了等等。

所有的冥想都是为了调心。控制心意是整个瑜伽所要达到的目的。冥想是瑜伽系统中的一个部分，而且是比较高级的部分。但是，这并不是说瑜伽只有冥想。

我再强调一点冥想需要注意的地方。印度文化和中国文化很不一样，冥想在印度一定会涉及很多所谓的神灵，在更广泛的意义上，冥想也可以不涉及人格的神灵，而以非人格的自然的或宇宙为对象。当然，也可以说内在自我才是最神圣的。冥想的本质是控制心意波动、静心以达到专注，而不是冥想神灵。这是需要特别注意的地方。

有很多女士练习瑜伽，所以我也顺便谈谈冥想与美容。

难道冥想还可以美容？没错，冥想与美容关系很密切。通过对一个自然的或超自然的对象进行冥想，我们可以进入一种状态。三重冥想可以促进美容：对具体对象的冥想、对象征对象的冥想以及对无形无相之对象的冥想。刚才我们讲过的十六个基点的冥想就可以使我们身心愉悦容貌灿烂光彩。这种对基点的自然冥想，由于气血的畅通以及意念的专注，使得人的生命能量层流畅通顺，客观上促成了"美容"。这种"美容"效果可以分三个层面。

第一是身体的美容。冥想可以使人气血流畅。气血流畅，脸上、身上就会散发出一种光泽，而且是由内而外散发的。

第二是心智、心意的美容。冥想可使我们头脑清晰，认清世界表象以及背后的真相，是一种智性运动。这种智性运动，事实上是对自己的心意、理智、精神世界的一种自我调理，一种对意识、智力、知识的美容。真正的冥想者会表现出比较美好的意识状态和心智状态。这非常重要。

第三是冥想能使人到达心意的更高层面、瑜伽的更高阶段。冥想可由低端上升到高端，达到更高的境界。冥想不仅仅达到一般人所讲的心意平静，而且可以让心意达到一种超然的状态、不执的状态、静观的状态。也就是说，冥想可以让人跳出一种身心束缚的状态，摆脱乌帕蒂，跳出身心的限制而达到一种高觉知的状态，超然于物质自然而达到自在的境界。这是无上的瑜伽境界，也是我们进行瑜伽修持所渴望达到的境界。

冥想乃是一种身心灵联结、整合的方式。冥想与美容的关系非常密切。普通的美容只美在身体皮肉上。冥想的美容不仅美在身体皮肉上，而且由内而外美在心智上心意上。这种终极美的喜悦，让我们生活在世上就如同生活在磐石上。正如耶稣所讲，我们有一个根，这个根就是磐石。我们不可能把房子造在沙滩上，造在沙滩上的房子很快就会倒

塌。把房子造在岩石上造在坚固的地基上，房子才
会牢靠。有根不一定开出美丽的花，但没有根一定
开不出美丽的花来。冥想，乃是一种把房子造在磐
石上的方式。许多表面的美容是把房子建在沙滩
上，是自身的一种消耗。一种由内而外的美才是真
正的美丽。

关于冥想的话题就说这么多吧。其实，只要拥
有一颗瑜伽心，任何方式方法都可以达到自在的
境界。

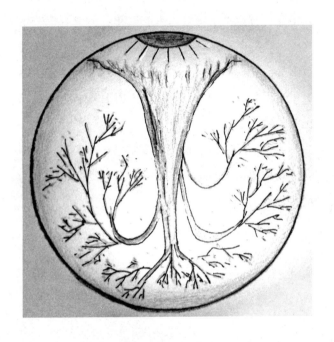

努力攀爬的行程中，

我们始终要记得：

瑜伽的树，根在上。

——《瑜伽的树》（图文 灵海）

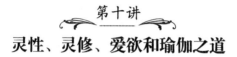

第十讲

灵性、灵修、爱欲和瑜伽之道

在当今这个不确定的漂浮的尘世中，灵修越来越受到大众的关注和追求。灵修不易，但我们首先还是要问问灵修的"灵"是什么，换句话说就是究竟什么是"灵性"。

"灵性"，英文是 spirituality，是指个体自我、个体生命与世界本身、终极奥秘、至上意识、道、天等之间的一种关联密切度。有神论者认为，灵性就是个体自我与神之间的一种亲密性。更广泛的说法就是个体的消融自我从而达到梵我合一、道我合一、天人合一的境界。在人文主义的话语系统中，灵性是指达到生命的无私忘我的境地，达到一种觉醒的、使自我与这个世界与他人达成一种内在的、基于此身此地的默契。因此，灵性是在自我和绝对的他者或者说在自我的超越这个意义上讲的。但是，如果从形而上学的角度去分析，这种关联也可以被超越。从更高的层面来讲，灵性是一种不可言说的境界，是生命本身完美的流动状态。

不同的传统对灵性有不同的言说。我们首先谈谈有神论的灵性。有神论者有很多种。犹太教、基督教、伊斯兰、有神论的印度教等，都强调对神的崇拜。但在不同的有神论传统甚至在同一个有神论传统中，它们的灵性也有很大差别。比如在基督教传统中有三大亚传统：公教传统（即天主教传统）、新教传统以及东正教传统。基督教这三个亚传统构成一个有神论的家族，它们的灵性有相通的地方，也有不同的地方，其内部存在差异。公教传统强调灵修，将灵性落实到个体生命层面。在新教传统内部还有众多的次级传统，这些次级传统也发展了各自的基督教灵性。因此，一个有神论传统中包含了众多的灵性传统，而不同的有神论传统则构成了更庞大的有神论的灵性传统。

其次是非有神论传统中的灵性。儒教、道教、佛教以及非有神论的印度教（如吠檀多哲学）都有非常高深的灵修传统。而在人文主义传统中，同样也有人文主义的灵性和灵修。人文主义的灵性同样可以达到非常高的境界。我们可以感受到某些人文主义者对于生命觉醒的关怀、对于理性发展的需求，以及对于人性健全完美的体验及渴望。他们对于灵性的追求一样存在，一样普遍。只是由于我们受到了某些意识形态或某些观念论的影响，以为人文主义是没有灵性的或不谈灵性的。在怀疑主义传统中，也同样有很高的灵性。希腊的怀疑主义哲学家皮浪就是一个灵性非常高的哲学家，他为人们寻求快乐的生活找到了一种在他看来非常有效的方式。其怀疑主义方法就是生命追寻完美的一种尝试、一种道路。他的方法充分意识到了人的认知的有限性，认为只有回归当下，悬停判断，才能够使心灵得以安宁。

从语言上说，灵性是可以言谈的自我或体验到的自我与终极对象之间的关联、相应的密契程度。相应的程度也是瑜伽联结的程度。在非有神论传统中，佛教或印度教强调私我（小我）的消减。而有神论的灵修传统也强调私我的消减以及人格神之间的联结和融合。灵性是非宗派的，有神论者、非有神论者、人文主义者、怀疑论者等都有灵性的诉求，也就是说，有神论者可以发展灵性，非有神论者可以发展灵性，人文主义者可以发展灵性，而怀疑论者同样可以发展灵性。

下面我们将就灵性问题做历史的考察，看一看灵性究竟意味着什么。从定义上讲，灵性指的是个体自我与世界终极或者说实在本身之间的联结程度，或者说亲密度。但这只是一种形式的说法，我们还可以有其他的表达方式，如原始人的灵性、轴心时代的灵性、后轴心时代的灵性以及第二轴心时代的灵性。

第一，原始人的灵性。原始人缺乏时间意识，他们生活在非常有限的空间里。在原始人的生命意识中，他们感觉到自己是自然的一部分。他们对自然有一种崇敬、崇拜甚至敬畏，或者说是一种神圣的意识。自然神圣，他们也是这神圣的一部分。原始人没有很强烈的自我意识，或者说没有个体意识。所以对原始人来说，他们不存在活着的意义这样的问题。他们生活在自然的流变过程中并随着自然流变。我们可以理解为他们没有烦恼。在某种程度上，他们和自然融为一体，他们属于自然。

第二，轴心时代的灵性。按照德国哲学家雅斯贝斯所讲，轴心时代是指公元前8世纪到公元前2世纪，在地球的不同区域，形成了不同的文明。这一时期希腊有苏格拉底、柏拉图、亚里士多德，在他们之前有诸如巴门尼德、赫拉克利特、德谟克利特、毕达哥拉斯等伟大的历史人物，他们提出的许多重要观点成为后来希腊文明甚至是西方文明的源头。中东有琐罗亚斯德，他的思想影响了西方一神教。希伯来出现了一批先知，耶利米、以赛亚这样的大先知都是非常重要的人物，他们建构了希伯来传统，《希伯来圣经》就是在这个过程中形成的。中国有孔子、墨子、孟子、荀子、老子、庄子、孙子这些伟大的人物，他们奠定了中国的先秦文明，这一文明对中国几千年的文明产生了根本性的影响。在印度，那时《薄伽梵歌》成书定型，释迦牟尼佛在世，耆那教教主大雄在世，还出现许多其他的圣人传统、瑜伽大师等。轴心时代是思想家辈出的时代，世界不同的区域几乎在同一个时期形成出现了一大批思想家，他们之间没有直接的来往。在这个重要的文明时期，人的灵性发生了重要的"转变"（不是真的转变，而是新发现），主要表现为：（1）个体的自我意识开始出现。（2）个体对世界、对社会具有一种抱怨或者说批判、怀疑的精神。自我意识的升起意味着自我与外界的分离。分离的自我对世界产生了不同的判断。老子、庄子、孔子、孟子都对社会具有强烈的批判意识。佛陀也有强烈的批判意识。《薄伽梵歌》对当时的体制有了一种新的认识，对瑜伽的理解也发生了新的变化。（3）人有了强烈的时间意识。这是一个重要的思想和生存的转折。时间意识的升起意味着出现了对过去的反思、对未来可能的期盼。所以，轴心时代的信仰或文化中出现了一种末世意识。我们会对世界有一个期待，这个期待就是希望人的未来更加美好。因为不好，所以抱怨，但是抱怨之后又会指向一个更加美好的世界。有了个体意识，有了时间意识，就有了生命意义的意识。而生命的意义在于拯救，在于解脱、自我觉醒，实现天人合一、道我合一，或进入一个永恒极乐的世界。（4）人开始渐渐疏离自然，历史意识逐渐形成和发展。这个时期，灵性主要在于个体自我与超越自然、超越历史、超越自我的那个实在的联结。灵修也是在这个意义上说的。

第三，后轴心时代的灵性。后轴心时代与轴心时代关系非常密切，但也有一些新的发展。这些发展慢慢地改变了人们对轴心时代的理解。首先是科学的大发展。科学对于自我、自然、社会的理解和把握基于一种主客二元结构，这种科学的把握大大提升了人们面对自我、社会和自然的能力。其次人文主义的高涨。后轴心时代，特别是从文艺复兴时期开始，人文主义得到了显著发展。之后的启蒙运动高举人性和理性的旗帜，使人们对于世界和信仰

有了新的认识。当然，有人认为，启蒙运动宣扬的
人性和理性对信仰产生了非常消极的影响。这是可
以理解的。启蒙运动对于灵性的理解基于人性和理
性，甚至把人性和理性上升到最根本的高度。前面
谈到，人文主义强调人性甚至感性，科学强调理
性，而启蒙运动强调人性和理性两大维度。到了
20世纪，现代性迅速发展直到后现代来临，我们
发现人们对于人性的理解更加深入、更加完整、更
加彻底。不少人对后现代有误解，这里就不做深入
探讨了。后轴心时代的灵性主要基于人自身的觉
醒，这觉醒首先是对人性的根本性的觉醒，之后是
对人的理性的觉醒，就是对科学的重新认识。人们
在后现代背景下，对理性狂妄创造的现代性景观有
了重新的认识。人们看到，宗教正面临着种种危
机。最近我们还看到有关视频：教宗在英国做演
讲，举希特勒和斯大林为例来批评无神论，而当前
全球最有影响力的无神论倡导者道金斯教授则在爱
丁堡公开批评、抨击教宗的观点，不可谓不激烈。
在后现代社会，体制性信仰受到了更多的批评，科

学主义得到了更多的认识也受到了更多的批评。人文主义得到了进一步的认识，我们重新反省了人性、理性和灵性。传统上，灵性往往被信仰或者说被宗教所占有，但在后现代社会中我们可以看到，灵性无处不在，不仅在宗教中也体现在世界和人的各个维度。

第四，第二轴心时代的灵性。事实上，第二轴心时代的灵性是基于原始灵性、轴心时代灵性、后轴心时代灵性的一种整合，是一种整合的灵性。我们的人性已得到了很大的发展，而这种发展在历史中是有偏向性的，有的甚至走上了极端，譬如科学理性变成了科学主义，人文主义过于强调人的维度，人性和理性出现诸多局限性的理解和膨胀性的发展。这一状况在后现代则受到了抨击。这是人类灵性自身的一种调整。灵性不是只归属于某一个单一信仰、某一个宗派或某类人群。灵性已经上升、发展、整合到全球灵性（global spirituality）这个层面。有个英文词 interfaith spirituality（信仰间灵性），从哲学上讲，就是说我们进入了一个信仰间、文化间的时代，一个间性的时代。灵性在这个时代的发展也有几个特征，其中一个重要特征就是它的全球性。在世界不同地区不同文化的信仰和传统中，出现了众多带有一定程度的地方性的灵性。全球灵性是对人的一种整体性的把握，它并不排斥具体的原有的灵性，而是使原有的灵性得到成全或得到更新、得到发展。改变不是一种强制，而是一种自我转化。这种整体性的灵性反过来指导着或影响着我们看待世界、看待地球、看待宇宙的方式。人类的意义是什么？人类在宇宙中的位置是什么？宇宙、人、神三者之间的关系是什么？人的尊严是什么？如何获得人的圆满？这些问题都值得我们去分析去思考。从原始人的原始灵性，到轴心时代的个体化的灵性，到后轴心时代的对人的多维度的反省的灵性，再到第二轴心时代一种整合的整体主义的灵性，灵性发展为个体与个体、个体与自我、个体与世界、个体与社会、个体与自然、个体与语言以及个体与不可知者或者终极奥秘之间的一种新联结。

我们回顾了原始的、轴心时代的、后轴心时代以及第二轴心时代的灵性发展。我们描绘了这种发展的大致图景，在此不做非常深入和具体的讨论了。

我们谈了灵性的含义、谈了不同传统的灵性也谈了灵性的发展，总体上可以归结为：灵性乃是一种相应、一种联结、一种融合或整合。

与灵性相关的就是灵修了。灵修似乎是个时髦的话题，但事实上却是个古老的话题。之所以在当今越来越受到关注，是因为在当今这个漂浮的尘世我们不知灵魂安放何处。

灵修本身并不是一件简单的事情。这里且不谈如何灵修，只谈谈灵修过程中我们可能会遇到种种障碍。这些障碍需要引起我们的注意或警惕，因为它们会把我们从一个状态变成另外一个状态，甚至将我们从正常的状态变成非正常的状态。灵修中障碍很多，但最基本的障碍是什么？通俗地讲，最基本的障碍就是人身上的一股能量，其外在表现就是欲望。欲望让我们心意波动。控制欲望不是一件简

单的事情。为此，我们来谈谈欲望的本质以及如何
处理欲望等问题。

从根本上说，人的欲望乃是一种爱欲。爱欲是
人的生命能量中本身所有的。爱欲表现出不同的形
态，最基本的爱欲形态就是性欲。性欲是生殖轮中
发展出来的，是一种非常原始的能量。有些练习昆
达里尼瑜伽的人知道，此能量非常强大。如果唤醒
了它而不加调控，就可能会对人的生活带来极大的
负面影响。

欲望本身是人性中不可或缺的部分。这能量是
人的生命能量，是利比多能量。正因为有了这股能
量，生命的延续才成为可能。所以，这股能量本身
超越是非、善恶，是中性的。只有当这股能量处在
关系中、处在一个社会网络中、涉及利益的问题
时，才会出现是非、善恶的问题。原始欲望本身不
存在善恶，也不存在是非，它是能量本身。对这股
能量我们可以善加利用，也可以将之提升。但对我
们普通人来说，提升能量并不是件容易的事。如何
在生活里有效地处理、解决、协调性能量（欲望）？

有四种方式：

第一种方式可能也是大众比较认可的方式，那就是欲望的正常满足。对我们普通人来说就是结婚、生子，过正常的性生活。

第二种方式是在欲望不能够通过正常渠道得到满足的情况下，如未婚的年轻人，他们不能像有家庭的人一样过正常的性生活，他们的欲望发泄或满足就比较难以解决，于是就有了自我满足，即自慰。如果不过度，年轻人自慰以使自己的欲望得到满足，不至于因能量积蓄而造成某种不利或消极的影响，这是现代人所认可的一种方式。这种看法与传统所认为的自慰会对人身体造成巨大伤害不一样。但自慰过度会对人造成伤害是不言而喻的。

第三种方式是已经结婚或者没有结婚的人却因种种因缘去找男人、女人，甚至通过各种非正常的形式来满足感官的欲望。这一方式饱受诟病，需要一分为二地看待、解析。

第四种方式就是欲望的转移或转化。欲望的转移和转化有多种形态和方式。比如有的人喜欢养宠物，不是单纯因为动物可爱，而是一种欲望的转移和投射，把没有得到满足的欲望和情感投射到小动物身上，甚至与动物发生暧昧关系。这是一种转移。又比如有许多人把这种欲望提升转移，如夫妻中的一方特别是女方会把对丈夫爱的欲望转移到孩子身上。而有人则将欲望转移到工作上而成为工作狂。一些工作狂可能对自己会有很高的要求，对他人也会有很高的要求。他们在工作中得到满足。还有一种转化是把自己的爱欲转化成一种比较崇高的社会关怀、社会慈善，通过社会关怀、社会慈善让自己的情感欲望得到提升。也有不少的人选择旅行。他们常常行走在路上，看大自然，看大海，看陌生的风土人情，通过不断地行让自己的爱欲得到不同程度的转化。追求灵性的发展也是一种转化，把欲望从感官、感性的层面提升至对一种至上的、至高对象的信奉、实践和修持上。

这最后一种转化就是当今流行的灵修。从个人信仰的角度看，人们会处理种种关系尤其是人与超越者的人格关系。人与超越者的人格关系，事实上是把人的感性的东西转化成与非人（神）之间的一种关系。但是，人不是单纯的灵性存在物，人是带有感官的存在物，因此感性在不知不觉中影响着人的灵性状态。有种时髦的说法是：人与人之间是灵魂关系。人的感官力量强大，就会干扰这种灵魂关系。不过，人与神的关系可以很纯粹，人与人的关系也可以很纯粹。当我们对灵性有了新的认识的时候，就会发现，同一个昆达里尼能量在不同处境下有不同的表现方式。但这种爱欲能量从最原初的感官到最超越的灵性表达，本质上都是同一种能量。所以，灵修中能量的转化是一个关键。这种灵性能量的转化，从感性的情感的能量转化为超越的纯粹的灵性表达，是艰难的。灵性修持难就难在这种能量转化上。这个问题处理不好，就会直接影响整个灵性修持。当我们走在灵性修持的道路上时，我们都是求道者。从这个意义上说，人人都可以灵修。但不要把灵修绝对化，以为灵修必须要达到什么状态才算是灵修应有的状态，而是尽自己的努力去修持，即使做不到也不用一种绝对的极端的态度来处理、对待灵性修持。在灵修过程中，如果确实无法转化这能量，就如《圣经》里圣保罗所说，女人如果不能真正侍奉她的主，她就应该找人结婚去。那些无法克服自己灵修过程中的欲望障碍、无法超越自己的爱欲所带来的消极影响的人们，他们应当去找他们的男人或者女人，过正常的社会生活。如果做不到，也应该以某些正常的方式来处理这一问题。

所以，灵修过程中的基本立场就是：第一，任何人都可以灵修；第二，任何人都可以在灵修过程中终止灵修或停止一段时间后再继续灵修；第三，灵修没有强迫性，应根据自己的实际情况、实际问题来处理具体的爱欲问题，要正视自己的身心状态，而不是一味地以一种激进的、极端的方式来对待自己和要求他人。灵修中要有宽容自己、宽容他人、宽容周围人的心态，同时也要保持灵性成长的意识。佛教通过遏制欲望来解决爱欲问题。西方基督教也同样通过抑制欲望来解决这个问题。但有的群体组织或个人则恰恰相反，他们通过放纵欲望来解决爱欲问题。禁欲主义和放纵主义是两个极端。这两个极端，在现实中常常因为偏颇而被别有用心的组织或个人利用。对于大多数人来说，我认为中庸的道路、中庸的方法，即中和的或协调的非暴力的折中的中庸之道，是解决灵修中爱欲问题的比较合适的方式。禁欲主义的道路难以适合大众，而放纵主义在日常生活中则必然会带来各种个人和社会问题。所以，我们需要睁大眼睛认真对待灵修，避免陷入禁欲主义和放纵主义这两个极端。

我们讲了灵性，讲了灵性修持中的爱欲问题。现在，我们再从瑜伽的角度谈一谈灵性和灵性修持。

灵性有不同的表达方式，但不管如何表达，灵性的表征主要有三个：一是灵性有一种根基(Foundation)。有了这个根基，灵性就有了根。这个根是什么？福音书讲是磐石，这个磐石就是天父；道家讲是道；儒家讲是天；印度教讲是梵；伊斯兰教讲是安拉。不管如何称呼这根，这终极实在唯一，它都是存在的。二是灵性具有智慧性、觉知性。充满灵性的人充满了对宇宙整体性的觉知。有了这宇宙性整体的觉知，灵性之人就不会被现象界的各种表象所束缚，更不会执著于它们。智慧不是拥有一堆对象的信息，而是对待现象的态度。智慧与否在于能否合适地处理与现象界的关系。一个文盲可以是智慧的，一个受过高等教育的人也可能是不智慧的。三是灵性的喜悦性。灵性意味着喜悦，这种喜悦不依赖于外境，而是自发的、内在的，存在于自身内的。但灵性内在的喜悦并不等于灵性之人体回避或弃绝现象界而带来的快乐。灵性之人接触物质自然的态度及表现可能与普通人一样，他们同样经验生活的各种滋味。但他们明白，外在的快乐或快感都是暂时的、短暂的、有条件的、不确定的，因而他们不会执著于它们，而是采取一种"来了就来了，去了就去了"的超然态度。以上就是灵性所具有的存在性、智慧性和喜悦性这三个表征。

瑜伽是联结、整合，而灵性是个体自我与终极奥秘之间的联结。所以，瑜伽就是灵性之道。无论是西方还是东方、古代还是当代，灵性之道从学理上可以概括为四条瑜伽道路。这四条瑜伽之道我们已经在不同场合讲过，那就是：行动之道（行动瑜伽）、智慧之道（智慧瑜伽）、虔信之道（奉爱瑜伽）、胜王之道（胜王瑜伽）。其他一些瑜伽之道都可归属为四种瑜伽之道中的一种或几种的综合。这些作为方法、方式、道路、路径的瑜伽，最终体现灵性、达到灵性、展示灵性，实现生命本身从一步到另一步的境界，完成生命的成长，成全生命的圆满。这是从生命境界上来理解，从肯定的角度来理解，也就是从累积的角度来理解。瑜伽增长、发展了我们的灵性，这是加的方法。还有另外一种减的方法，强调"不是""否定"，通过放下、舍得那些你所不是的东西，从而让灵性之光展现出来。加法和减法这两者之间没有矛盾。就如一杯脏水，你可以不断向杯中倒进干净的水来洁净它，也可以把杯中不干净的水倒掉再重新加进干净的水。

瑜伽作为灵性之道，也有几个基本特征。首先是瑜伽的非体制性。瑜伽是非体制性的生命展示、实践和表达的方式。瑜伽是不是一种宗教？有人说是，有人说不是。我认为瑜伽不是体制性的宗教，但具有一定的宗教性。什么叫宗教性？宗教一词就有联结的意思，它的另一个含义是"虔诚"。瑜伽反对体制性的东西，它有信仰的维度、虔诚的维度，但是没有体制的维度。而通常所讲的宗教往往呈现为某个体制性的组织形式。从这个意义上讲，瑜伽不是宗教，瑜伽是非体制性的个人生命的实践、印证、发展的形式。第二是瑜伽的非政治性。瑜伽不是政治运动，它是个人身心探索实践的一种方式，和政治不是一回事。但换一个角度看，瑜伽也具有政治性。政治性最初的意思就是公共性而不是现代国家政治的概念。瑜伽具有公共性，很多人在一起练习瑜伽就具有一定的公共性。所以，我们说瑜伽是非体制性、非政治性的，但瑜伽具有宗教性、具有政治性，它是一种公共性的东西。第三是瑜伽的联结性。传统上，瑜伽的联结是师徒之间的联结、同门之间的联结，是极少数人之间的活动。但现代瑜伽已不是极少数人的事，它早已成了全球的、普遍的运动。所以，瑜伽的联结在全球化时代具有与传统不一样的含义，它的联结性非常突显。瑜伽的活动、修行、交流方式都是普遍联结的。第四是瑜伽的对话性。很多人不明白瑜伽的对话性，其实练瑜伽、打坐就是和自己的身体对话，和自己的内在身心对话；读瑜伽经典就是和瑜伽大师瑜伽圣人对话。对话也是灵性之道，对话可以让灵性得到更高、更快、更有效的发展。

这个时代是个灵性发展的时代。瑜伽是一种非常奇妙的生命完善之道，是一种灵性成长之道，是一种个体生命圆满之道。希望大家能在灵性修持的瑜伽之道上走得顺畅、走得圆满、走得快乐！

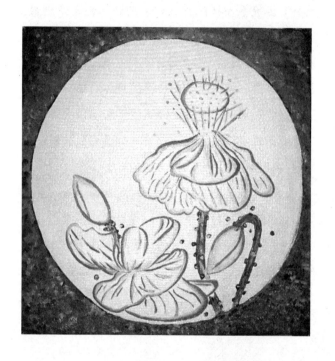

当你拥有宇宙性信心的时候，

你一定会赞叹那未显的显现

——纯粹和真善美！

——《炎荷》（图文 灵海）

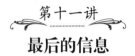

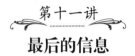

第十一讲
最后的信息

　　我想给我们生活的世界一个明确的信息，所以，这一讲的内容是"信息"，英文是 message，或者叫 gospel to the earth，或者 life message in this world。这一讲主要讲三点：第一，人之追求的极限：地球；第二，人之追求的无限：精神无限；第三，人之追求的圆满：在有限与无限之间。

　　先讲第一点，人之追求的极限：地球。从原始社会到当今社会，人与自然的关系越发紧张。人似乎觉得自己已经成了控制地球控制自然的一个根本力量。然而，地球才是母亲，她有自身的生命，我们不过是她的儿女。但因为傲慢和无畏，我们误认

217

为自己是大地的主人。我们的视线紧紧落在五个感官所认可的对象上，但那不过只是物质的能量。心意基于感官的愿望变得毫无节制，我们不断放大、扩展这感官系统，不满足于有限需求的物质能量，肆意浪费、耗散破坏、私我膨胀、张力扩大。各个文明传统都在提醒、警告我们，我们正生活在一个私我制造的无限自我的虚幻中。但我们并不警醒，我们依然执著于有限的经验世界，不明白更大的宇宙关联。人与自然、与宇宙的裂痕随处可见。我们不承认我们生活在巨大的危机中，对能源问题、粮食问题、药品问题、环境问题，还有核武器的威胁、战争的破坏力等视而不见。我们相信人类是万能的，相信科学发展能够解决所有的危机，相信地球可以无限为我们提供所需的物质能量。私我无限膨胀，追求没有极限，殊不知地球是人之追求的极限。这是所有问题的根源。

第二，人之追求的无限。刚才我们讲的人之追求的极限，那是物质层面的。现在说的人之追求的无限是精神维度的。人的自我意识在轴心时代就已经有了充分的发展。但这个自我意识在世间遇到的是人生的短暂有限和不可抗拒的死亡。面对这些必然的限制，在浩渺的宇宙间，人类仰望星空追问自己：尊严何在？如何让自我成长到一种超越的维度、一种不朽的维度、无限的维度？人的追求就是精神维度、灵性维度的追求，它没有极限。作为宇宙之子，作为宇宙生命，我们呈现出有限性。但我们的精神追求、灵性追求并无极限。这种无极限的精神、灵性使得我们参与宇宙的创造，与宇宙的节律协同共鸣，在宇宙中放射出我们人类的光。我们需要打理我们的灵性，需要反省我们的历史神话，接受和反思我们的宇宙经验，我们需要活出我们人类的尊严和无限的爱。

第三，人之追求的圆满。我们生活在这世上，脱下袜子，两脚踏在大地上，心就是宇宙的脉动。我们的根深植于无限的宇宙中，枝叶洒满大地。我们的灵性在有限和无限之间旋转。我们跳着卡利女神的舞，收集我们在世间的一切经验。我们明白我们的生和死，知道我们从何而来，归于何处。我们建造新的宇宙，紧紧联结着天上的花朵和大地上的根。没有叠置，只有存在、智慧和喜乐；没有异化，只有我们自主的爱。智慧成全人的圆满。这圆满的人，不在此、不在彼，不在彼、不在此。他就是这样，法尔如是。

这就是我要带给大家的信息。它什么也不是，却什么也是。它是就是不是，不是就是是。它只有你自己、我自己明白。明白了就明白了，我怎么能说呢？我无法回答。

一切都是好的。

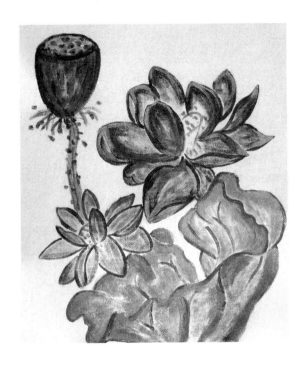

是谁，是谁站在那开端？

——知道的不知道，

不知的知道。

瑜伽行者，谁知道？

——《种子和瑜伽行者》（图文 灵海）

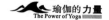
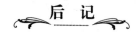

后 记

瑜伽文化为我所关注，完全是偶然的。

然而，在过去的一些年中，因为诸多因缘，我从事一些瑜伽和吠檀多思想的翻译和研究工作，与人合作，至今已经出版了如下一些相关作品：

1.《瑜伽之路》（浙江大学出版社，2006 年）

2.《现在开始讲解瑜伽：〈瑜伽经〉权威阐释》（四川人民出版社，2006 年）

3.《室利·罗摩克里希那言行录》（宗教文化出版社，2008 年）

4.《冥想的力量》（浙江大学出版社，2010 年）

5.《智慧瑜伽》（四川人民出版社，2010 年）

6.《哈达瑜伽之光》（四川人民出版社，2012年）

7.《至上瑜伽》（浙江大学出版社，2012年）

在学习和工作期间，我在一些瑜伽馆或大学里做一些演讲，此外也自己对着话筒做一些没有听众的"演讲"。我把这些演讲都做成MP3，放在网上了。有朋友建议我整理出来出版，认为这样做应该有意义。感谢灵海和蕙觉对稿子进行非常好的编辑。在此，感谢她们的辛勤劳动。没有这种无私的工作，这书是不会面世的。

书中大部分内容来自在以下机构的演讲：北京大学茶熏瑜伽社、北京梳理瑜伽馆、青岛印想瑜伽馆、青岛琴燕瑜伽馆、嘉兴石佛寺、宁波静缘瑜伽馆、台州南官书院、富阳萨玛迪瑜伽馆、厦门无界瑜伽馆、深圳热点瑜伽馆、深圳景丽瑜伽馆、广州郭健瑜伽馆、天瑜瑜伽培训学校、广州喜玛瑜伽馆、长沙美度瑜伽师资教育学院、杭州敬一书院、杭州优胜美地瑜伽院、杭州阿南达瑜伽馆、杭州行舍瑜伽馆等。在此，我要对这些机构以及相关人士表示感谢。

因为这本书所收录的是演讲稿，有的地方引用经典却没有注明具体出处，还请读者见谅。在这本书中，我在几个方面提出了自己对瑜伽的理解：（1）人的五鞘和不同类型的瑜伽的对应关系（最初在《智慧瑜伽》中提出）；（2）从瑜伽哲学角度考察身心灵三重健康观念；（3）通过现象层面阐明梵我合一的三个标准。关于瑜伽，在演讲中已经谈了很多，想特别指出的是，我主要是倡导广义的瑜伽观念，希望瑜伽成为促进人们身心灵健康的生活方式。

由于是在不同地方的演讲，书中部分内容会有重复，希望读者能理解。

感谢闻中博士帮我校读了一遍校样。

感谢苏伟平先生对本书的关注，感谢"普陀山国际佛教文化交流中心"对本书的支持。

最后，感谢汪瀰先生对我的一贯支持，并让本书以完美的形式与读者见面。

王志成教授

2012 年 8 月 18 日于浙江大学